AF297271

MÉMOIRE

SUR

L'IPÉCACUANHA

PAR

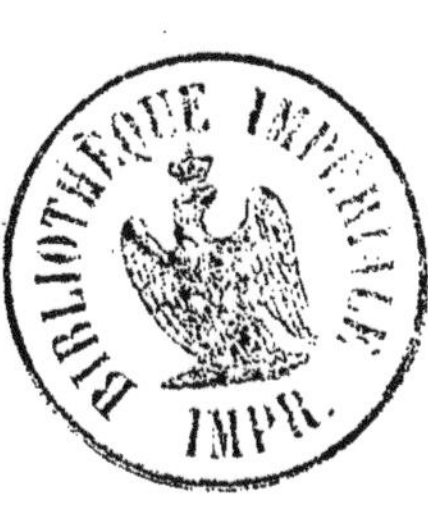

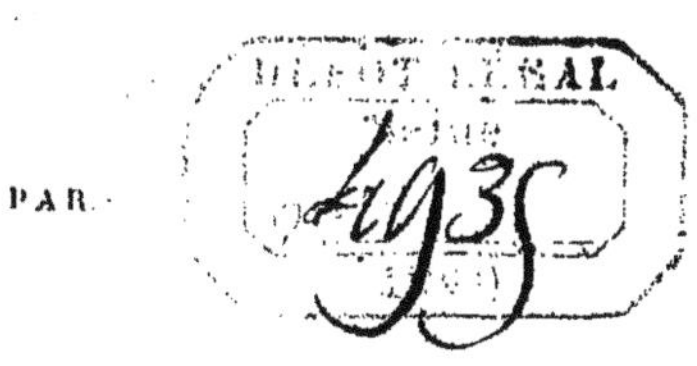

LE Dr IMBERT-GOURBEYRE

PROFESSEUR A L'ÉCOLE DE MÉDECINE DE CLERMONT-FERRAND

PARIS

J.-B. BAILLIÈRE et FILS

LIBRAIRES DE L'ACADÉMIE IMPÉRIALE DE MÉDECINE

19, rue Hautefeuille, 19

1869

MÉMOIRE

SUR

L'IPÉCACUANHA

L'ipécacuanha est d'un usage journalier en médecine, et cependant ce médicament héroïque est loin d'être connu dans toutes ses propriétés.

J'ai l'intention, dans ce mémoire, d'étudier cet agent au point de vue hahnemannien pour trois raisons :

La première, c'est que la méthode homœopathique, méthode expérimentale par excellence, est *la seule rationnelle*, attendu qu'elle est basée sur une double expérimentation ;

La deuxième, c'est que les deux fondements de la nouvelle école, la loi de la similitude et celle du dynanisme médicamenteux, brillent d'une évidence toute lumineuse sur le terrain de l'ipéca ;

La troisième raison enfin gît dans l'apport considérable que fait cette même école à l'histoire de ce médicament, et c'est pourquoi *adjiciamus aurum auro*.

Il ressort des faits physiologiques connus jusqu'à présent que l'ipéca agit principalement dans quatre sphères de l'organisme : les voies respiratoires, la circulation, le tube digestif et le système nerveux, de manière à y produire des accidents multiples qui, groupés dans ces systèmes, donnent une physionomie assez nette de ce médicament.

Nous allons donc étudier cette substance dans ces quatre départements, sous la condition majeure de distinguer avec soin l'action physiologique d'avec l'application thérapeutique dans les maladies afférentes à ces systèmes divers.

I.

DE L'ACTION DE L'IPÉCA SUR LES VOIES RESPIRATOIRES.

Action physiologique.

Dès les premiers temps de l'importation de l'ipécacuanha en France, l'action physiologique de ce médicament sur les voies respiratoires a été promptement révélée par les accidents produits dans les officines sur
les ouvriers employés à le pulvériser.

En tête des observateurs vient Homberg qui note
qu'en pilant de l'ipéca et en le respirant par le nez, il
survient des crachements de sang et des grands maux
de tête qui durent deux ou trois jours (Mémoire de l'Académie des sciences, 1704); puis Lemery (*Traité des drogues ;* Paris, 1714), qui affirme que ceux qui pilent cette
substance éprouvent des épistaxis.

Geoffroi a donné plus tard une bonne description
sommaire des accidents produits par la pulvérisation de
ce médicament : « Ea est ipecacuanhæ, tum cineræ,
« tum fuscæ viscositas et acrimonia, ut si quis hujus ra-
« dicis libram unam aut alteram contundat, et in pul-
« verem tenuissimum redigat, nisi elatum pulverem
« caute devitet, paulo post *difficili* corripiatur *respira-
« tione, sanguinis sputo, aut narium hæmorrhagia, vel ocu-*

« *lorum aut faciei, nonnunquam etiam gulæ tumefactione*
« *et inflammatione afficiatur ;* quæ quidem symptomata
« intra paucos dies, aut per se, aut venæ sectione ope,
« evanescunt. » (*Tractatus de materia medica*, t. II, p. 92.
Parisiis, 1741.)

On lit dans le *Dictionnaire de James :* — Cette racine
produit dans ceux qui la prennent en poudre, à dose
trop forte, une oppression du thorax, une difficulté de
respirer et un crachement de sang. Elle est aussi nui-
sible aux yeux. Elle augmente l'évacuation des glandes
lacrymales et fait enfler les yeux, si les larmes ne trou-
vent pas une issue facile (art. IPÉCACUANHA).

La propriété asthmatogène avait été affirmée avant
Geoffroi par l'éole de Stahl : « Cæterum *angustia illa præ-*
« *cordiorum* quam hæc radix propinata *sub initium inferre*
« *solet*, non adeo pertimescenda est, mox enim rursus
« evanescit. » (JUNCKER. *Conspectus therap. generalis*. Halæ
Magd., 1736.)

Nombre d'auteurs, Schultze, Buchner, Nicolaï (1),
Murray (2), Hahnemann, Barbier, le grand *Dictionnaire
des sciences médicales*, etc...., ont tous cité Geoffroi à ce
sujet. Bergius note aussi l'action physiologique en question : « Inter pulverandum orti circumcirca pulvisculi
« stimulant in naso et sternutationem cient, pulmonibus
« etiam molesti. » (*Materia medica*. Stockholmiæ, 1782.)

Ce sont là des faits connus de tous les druguistes et
pharmaciens (3). Je suis étonné seulement qu'aucun

(1) Schultze, *Dissert. inaug. medica de ipecacuanha americana*, respon-
dente Hueber. Halæ, 1744.—Büchner, *Diss. de ipecacuanha*, resp. Helcher,
Halæ, 1745.—Nicolaï, *Materia medica*. Halæ, 1751.

(2) Le même auteur a donné, dans sa *Medicinische Bibliothek*, une observation d'asthme produit par l'ipéca, observation indiquée par Hane-
mann. Si j'avais eu l'ouvrage à ma disposition, j'aurais reproduit le fait
in extenso : ce qui est préférable à une analyse sèche de symptômes.

(3) On a conseillé, pour préparer la poudre d'ipéca, de concasser

toxicologiste : Christison, Orfila, Taylor, etc., n'ait consacré un chapitre à l'étude des accidents causés par l'ipéca : il y a là évidemment un lapsus.

Je reproduis ici quelques observations éparpillées çà et là dans nos archives scientifiques, à l'effet de confirmer les premiers dires de Geoffroi.

OBSERVATION Ire.

N....., mariée en 1751, à l'âge de 26 ans. Pendant les deux premières années de son mariage, prise de temps en temps d'accès d'asthme, avec resserrement remarquable au gosier et à la poitrine, et une espèce d'enrouement; accès subits, sans cause occasionnelle appréciable. Ces accès disparaissaient en général en deux ou trois jours, et communément avec un crachement de phlegme cru, qu'elle disait avoir un goût métallique désagréable. Elle fut saignée et prit quelques pectoraux; mais tout fut inutile.

Deux ans environ après son mariage, elle dit à son mari, qui était médecin, qu'elle observait que ses accès la prenaient toujours quand on pulvérisait de l'ipécacuanha dans sa boutique, et qu'elle était certaine que les émanations de ce médicament lui causaient immédiatement cette affection; on regarda cela d'abord comme l'effet de l'imagination, et on y fit peu d'attention pendant quelque temps. Cependant, dans la suite, souvent quand quelque dose de ce médicament était mise en poudre, elle avait coutume d'appeler quelqu'un, lors même qu'elle était dans une chambre différente, et elle lui disait qu'elle reconnaissait l'ipécacuanha et qu'on l'allait voir bientôt affectée par ce remède : j'ai vu fréquemment arriver cela, ainsi que plusieurs autres personnes, de sorte que nous fûmes enfin convaincus que les émanations de ce médicament lui causaient un degré remarquable de spasme au gosier et à la

d'abord la racine, puis de trier à la main le meditullium, pour piler ensuite l'écorce seule; mais, dit Guibourt, ce triage devient très-long, fatigant et souvent insupportable par l'irritation qu'il cause dans les voies de la respiration. (*Pharmacopée raisonnée.* Paris, 1847).—Martius dit que la poussière de l'ipécacuanha, portée sur les yeux, les enflamme; respirée par le nez, elle causé de l'asthme, de l'épistaxis, de l'hémoptysie et de l'angine (Buchner's *Repertorium*, 1827).

poitrine. La preuve faite, on eut la précaution pendant plusieurs années
d'acheter cette drogue en poudre; on avait aussi grand soin, quand on
la pesait pour la livrer au détail, de faire sortir la personne hors de la
maison, ou de la faire tenir dans quelque chambre éloignée. Par ce
moyen, on l'exempta pendant sept à huit ans du retour de ce mal, et
durant tout ce temps, elle jouit d'une parfaite santé.

Le 3 juin 1775, son mari venait de faire l'acquisition d'une certaine
quantité d'ipécacuanha en poudre, et, sans y faire attention, il le décou-
vrit pour le mettre dans une bouteille. Sa femme, qui était alors peu
éloignée et qui jouissait de la meilleure santé, s'écria immédiatement,
ou du moins avant que l'ipécacuanha fût tout enfermé dans la bouteille, qu'elle sentait son gosier affecté par cette drogue; sur quoi elle
éprouva aussitôt un resserrement de sa poitrine et une difficulté de
respirer. On lui conseilla de se promener à l'air extérieur, mais ce
moyen fut inutile. Elle se mit au lit quelque temps après; elle fut
très-malade durant toute la nuit, et le 4 juin, entre trois ou quatre
heures du matin, je vins la voir, et je trouvai qu'elle respirait avec peine
à sa fenêtre, pâle comme la mort; on sentait à peine son pouls, et elle
était dans le danger le plus pressant de la suffocation. Elle avait été
saignée; bains de pieds et potion avec sept ou huit gouttes de laudanum.'
— La malade continua d'être dans le même état, avec peu d'intervalles
de rémission jusque vers les quatre heures du matin; se trouvant alors
presque épuisée, elle tomba dans une sorte de sommeil agité, et la difficulté de respirer avec une voix rauque continuait encore avec peu de
rémission. Elle dormit encore un peu, se leva à onze heures; sa respiration était encore très-gênée, et ses yeux étaient rouges et un peu
enflammés. Après s'être levée, elle se trouva mieux l'après-midi et dé-
sira sortir. Le Dr Brown, médecin habile de Newcastle, se trouvant
dans le voisinage, fut engagé à venir voir la malade. Il dit qu'il avait
vu un cas très-analogue produit par la même cause.

Vers l'heure du coucher, nouvel accès d'asthme, et la personne fut
très-malade toute la nuit, et resta au lit jusqu'à midi. S'étant levée, elle
se trouva mieux durant le jour; mais la nuit suivante, elle fut aussi
malade qu'elle l'eût jamais été. Même scène pendant huit jours et huit
nuits; la malade était un peu mieux de onze heures du matin jusqu'à
dix heures du soir, et alors la respiration devenait extrêmement courte
et gênée. — Les accès disparurent presque entièrement vers le qua-
torzième jour, et elle s'en ressentit encore longtemps.

Il avait paru quelque peu de règles vers le quatrième ou cinquième jour après l'accident ; ses crachats étaient parfois teints de sang, et ses déjections et ses urines n'en étaient point exemptes.

M. Leighton, chirurgien et apothicaire de Newcastle, m'a dit que les émanations de l'ipécacuanha avaient produit le même effet sur sa femme, et qu'une fois il avait été sur le point de la perdre, pour avoir mis en poudre une certaine quantité de cette drogue dans sa boutique.

Les auteurs ne disent rien au sujet de cette propriété singulière ; Quincey (1) cependant parle de la faculté qu'a l'ipécacuanha de produire l'asthme ; mais il lui attribue cet effet quand on le prend à l'intérieur, et non quand on respire ses particules volatilisées. (Scott, *Philosoph. transactions*, 1776.)

Cette observation de Scott, citée par Giacomini, Pereira et Trousseau, nous révèle l'ipéca sous trois points de vue importants, comme asthmatogène, hémorrhagigène et typigène. — Nous reviendrons plus tard sur ces deux dernières propriétés.

Cullen a connu la femme d'un apothicaire qui était attaquée d'asthme, chaque fois que l'on pulvérisait chez elle de l'ipécacuanha, quoiqu'elle se retirât dans l'endroit le plus éloigné de sa maison. Gintrac a cité, de nos jours, un fait analogue.

(1) Ce Quincey est probablement Quincy, médecin anglais, auteur d'une *Pharmacopée* publiée en 1721, et d'un autre ouvrage de pharmacie édité en 1723.

Nous avons vu plus haut que James dit la même chose que Quincey. Je n'ai pu découvrir quelles sont les observations qui ont donné lieu aux affirmations de Quincey et de James, qui peut-être a copié son devancier. Ils sont les seuls, avec Juncker, jusqu'à présent, à avoir avancé que l'ipéca administré par l'estomac pouvait être asmathogène ; ce qui est confirmé par la pathogénésie de Hahnemann.

Quincey, que j'ai consulté dans sa *Pharmacopée universelle* (trad. Clausier, sur la 11e édition. Paris, 1749), ne parle pas de la faculté qu'a l'ipéca de produire l'asthme. Il cite seulement Homberg et Boulduc.

Observation II.

Un individu, occupé à piler de l'ipécacuanha, et cela sans les précautions ordinaires, en respira trois heures durant la poussière, ce qui
lui causa trois vomissements et un peu d'oppression. Il n'en continua
pas moins son ouvrage ; mais, au bout d'une heure, il est pris de violents accès d'étouffements, resserrement du larynx et du gosier ; pâleur
de la face, angoisses terribles par manque d'air. — Quelques remèdes
parurent soulager le patient ; mais cinq heures après, les accidents reparaissent avec la plus grande violence, pour ne céder qu'à une décoction d'*uva ursi* et de *ratanhia* qui rendit la respiration libre au bout
d'une heure. Toutefois, les souffrances des organes respiratoires persistèrent quelques jours encore, quoique le malade pût sortir dès le lendemain. (Prieger. *Rust's Magazin*, 1830.)

Observation III.

Un homme, en entrant dans une chambre où l'on s'était servi d'ipécacuanha dans un but pharmaceutique, est pris aussitôt d'une dyspnée
violente, d'une toux spasmodique, d'un éternuement continuel ; la face
devient anxieuse et livide, les yeux injectés, et en même temps brûlure
et sécheresse au gosier avec sensation d'étouffement. — On l'entraîne
hors de la chambre ; potion éthérée et camphrée ; amélioration au bout
de vingt minutes ; le soir, le malade était parfaitement rétabli. — L'accident avait eu lieu une heure après midi. — C'était la douzième fois
que cet individu se trouvait pris de pareil accès et pour la même cause.
(Bullock, *London med. Gazette*, 1837.)

Je connais, dit Oesterlen, la femme d'un pharmacien
qui, toutes les fois que son mari pile de l'ipéca, est obligée de quitter la maison, sous peine d'être prise d'asthme
convulsif et d'étouffements. (*Handbuch der Heilmittellehre.*
Tubingen, 1856.)

Un pharmacien de Berlin a raconté à Romberg qu'
rapporte le fait, que, toutes les fois qu'on pilait de l'ipécacuanha dans sa cour, la femme d'un libraire qui ha-
bitait au troisième étage était immédiatement prise d'un
fort accès d'asthme. Le médecin de Berlin tenait le même

fait d'un de ses confrères qui avait été témoin d'un accès d'asthme chez cette femme (Romberg, *Lehrbuch der Nerven-Krankheiten des Menschen*. Berlin, 1857).

Le Dr Lavater a vu la femme d'un pharmacien et sa chambrière être prises subitement de dyspnée et d'étouffements : les jours suivants, la maîtresse eut un catarrhe violent, et la domestique fut atteinte de pneumonie. Le médecin allemand en attribue la cause à ce qu'on avait secoué sur l'escalier un sac d'ipécacuanha en poudre. Richter, qui rapporte ce fait, ajoute que ces accidents-là sont fréquents et qu'il connaît pour sa part un pharmacien qui est pris d'asthme intense, toutes les fois qu'il manie de la poudre d'ipéca. (Schmidt's *Jahrbücher*, t. XCVII, p. 280,)

Observation IV.

Embarqué sur le transport mixte *l'Isère* en qualité de chirurgien en second, je fus chargé de la pharmacie du bord. Les deux premières fois que je manipulai des médicaments, et entre autres l'ipécacuanha, je fus pris d'un véritable accès d'asthme. Oppression, dyspnée, éternuements fréquents, écoulement abondant par le nez d'un mucus clair, liquide ; toux, etc. Le coryza et la dyspnée durèrent environ deux heures. Je me crus réellement atteint de bronchite avec coryza.

Quelques jours après, en ouvrant un paquet contenant de la poudre de racine du Brésil, j'éprouvai les mêmes accidents. (Dr Massina, *Gazette des-Hôpitaux*, 1858, n° 120.)

On lit dans Pereira l'observation d'un médecin qui était pris régulièrement d'un accès d'asthme, toutes les fois qu'il entrait dans une chambre, où l'on préparait de la poudre d'ipéca. La dyspnée devenait extrême en quelques secondes, avec oppression considérable à la région précordiale. L'accès durait ordinairement une heure, et il n'arrivait de soulagement que lorsqu'il survenait une expectoration abondante qui ne manquait jamais; l'accès passé, tout rentrait dans l'ordre.

Goffres a parlé d'une servante de M. Martin, pharmacien à Strasbourg, qui était prise d'accès d'asthme, dès qu'on préparait cette substance. Un chirurgien, cité par Théry, se félicitait de sa guérison, datant de vingt ans, lorsqu'en entrant dans une pharmacie, au moment de la pulvérisation de racines d'ipéca, il fut repris d'un accès à l'instant même.

Salter, médecin anglais, auteur d'un traité récent sur l'asthme (London, 1860), a connu trois asthmatiques qui n'eurent jamais d'accès que sous l'influence de l'ipéca.

Observation V.

Je me souviens d'avoir connu à Melnick un garçon apothicaire qui était pris d'un violent accès d'asthme toutes les fois qu'il pilait de l'ipéca. Sa sensibilité à l'égard de ce remède était telle que, si on avait expédié de cette substance quelques heures auparavant, il était immédiatement atteint d'oppression violente, pour peu qu'il fût obligé de passer dans l'officine; ce qui le faisait grandement pester contre l'ipécacuanha. (Kafka, *Die homœop. Therapie.* Sondershausen, 1865.)

Les faits qui précèdent démontrent l'activité de l'ipécacuanha à l'état de poussière répandue dans l'air, en d'autres termes à dose pondérable. Hâtons-nous maintenant d'entrer dans un autre ordre de faits, où nous allons voir l'ipéca agir seulement à dose impondérable, ou infinitésimale.

Il existe à ce sujet une thèse peu connue : c'est celle de Vigarous (Montpellier, 1820), sur les émanations des corps en géneral et sur celles de l'ipécacuanha en particulier. Les observations citées par l'auteur avaient été recueillies avec beaucoup d'exactitude et de soin par le professeur Vigarous, son père, pendant ses voyages

dans les départements de la France, comme président
des jurys de médecine; le fils les a publiées.

— Je possède, dit-il, un assez grand nombre d'observations sur les effets délétères et constamment les mêmes
des émanations de l'ipécacuanha, sur des personnes ap-
pelées par état à manier cette substance; et quoique ce
ne soit pas une action générale de ce médicament sur
tous ceux qui peuvent y être exposés, c'est au moins
une action particulière sur certaines personnes, et l'on
peut en conclure à une conformité d'effets sur nombre
de celles qui ne sont pas dans le cas de le respirer.

Les observations suivantes démontrent que ce ne sont
pas seulement des femmes délicates, sensibles et nerveuses qui éprouvent les fàcheux effets des émanations
de l'ipécacuanha, mais que les émanations ont agi, dans
la plupart des cas, sur des hommes assez forts, assez
robustes et d'une constitution non efféminée.

Observation VI.

L'action qu'a l'ipécacuanha en poudre, à l'état sec, sur les poumons
de Mme L..., femme d'un pharmacien très-distingué de Bordeaux, est
telle qu'il faut avoir été témoin de ce qu'elle a éprouvé, pour ne pas le
révoquer en doute.

La première fois qu'elle a ressenti les effets des émanations de cette
substance, elle éprouva une suffocation tellement forte, qu'elle fut obligée de passer trois nuits consécutives sur un balcon, où elle trouvait
à peine l'air suffisant pour exister. Il est vrai qu'on avait pilé de
l'ipécacuanha dans le laboratoire de la maison, et que cette dame était
enceinte de sept à huit mois.

Mais depuis cette époque, on n'a pu toucher à cette racine en poudre,
dans la pharmacie, sans qu'elle ait éprouvé, quelques instants après,
d'abord de la gêne dans la respiration qui augmentait ensuite, et devenait plus ou moins vive, selon la quantité qui avait pu s'en répandre
dans l'air. L'action de ces émanations est telle que Mme L... l'a toujours
ressentie, après avoir seulement traversé l'endroit où il en avait été
pesé dans la journée, quelque petite qu'en fût la quantité.

Il est à remarquer que Mme L... occupe le premier étage de sa maison et qu'elle ne peut, malgré cela, se soustraire aux atteintes des émanations de l'ipécacuanha, lorsqu'on en pèse au rez-de-chaussée; aussi M. L..., pour éviter ce grave inconvénient, fait-il confectionner hors de chez lui des paquets de cette substance, depuis les doses les plus exiguës jusqu'aux plus fortes, afin de ne pas l'exposer au contact de l'air.

L'air humide diminue considérablement l'action de l'ipécacuanha sur les poumons de cette dame; mais à l'approche du retour périodique, elle est plus susceptible de cette action, et en est fatiguée davantage.

On a cherché à modérer les désordres introduits par cette cause dans les organes de la respiration, au moyen de certains médicaments qui ont paru indiqués; on a administré des pédiluves, des pilules soufrées, des calmants, sans obtenir un soulagement marqué; seulement les opiacés donnés sur la fin des crises ont paru en accélérer le terme.

OBSERVATION VII.

Mme C..., femme d'un pharmacien de Blaye, est absolument dans le même cas, lorsqu'elle s'expose à respirer les émanations de l'ipécacuanha; même difficulté de respirer, même suffocation, et tous les désordres qui en sont la suite. Cette dame n'a pas été aussi gravement incommodée que la précédente; cependant le trouble qu'elle éprouvait s'est souvent prolongé pendant plusieurs jours. On a tenté chez elle divers moyens curatifs sans le moindre succès. Il en est un cependant qui s'est montré assez efficace, puisqu'on est parvenu en l'employant à diminuer la longueur, la durée et l'intensité des suffocations; et ce moyen a été de provoquer chez elle le vomissement par une dose suffisante d'ipécacuanha lui-même en poudre (1).

OBSERVATION VIII.

M. M..., pharmacien à Saint-Pourçain, département de l'Allier, n'a jamais pu, sans se trouver étrangement suffoqué, traverser sa pharmacie, longtemps après même qu'on avait ouvert le bocal contenant l'ipécacuanha en poudre. Cependant M... est un homme fort, vigoureux. Il

(1) Ce mode de traitement rentre dans la méthode *isopathique*, méthode qui ne manque pas de valeur et qui repose sur un certain nombre de faits. On a voulu, en Allemagne, l'ériger à l'état de système. C'est la loi de similitude poussée jusqu'à l'égalité : *æqualia æqualibus sanantur* (I. G.).

n'est point sujet à l'asthme, et ses organes pulmonaires sont en très-
bon état; mais la subtilité de ces émanations est telle qu'elles se trans-
mettent en peu d'instants à l'air libre, sans rien perdre de leurs propriétés. Cette observation en est une preuve incontestable. La pharmacie de M... est située sur une espèce de promenade; à la suite est un
salon; après le salon, un jardin assez spacieux au bout duquel se trouve
un pavillon qui renferme le cabinet de M... Eh bien ! lorsque les élèves
de ce pharmacien ouvrent le bocal qui contient l'ipécacuanha, les émanations de cette substance se propagent avec rapidité à travers l'espace
considérable qui sépare le cabinet de M... de sa pharmacie, et la suffocation s'empare de lui et l'incommode pendant plusieurs jours.

Observation IX.

Cette observation est plus singulière encore que celles
qui précèdent. parce qu'elle prouve que les effluves de
l'ipécacuanha non-seulement peuvent être transportées
au loin par l'air atmosphérique, mais qu'elles se fixent
encore sur de certains corps, sans éprouver d'altérations
dans leurs qualités.

M. R..., docteur-médecin de l'ancienne Université de Montpellier et
pharmacien à Rhodès, était obligé de fuir sa maison, lorsqu'on y mettait
en poudre l'ipécacuanha. Cette opération se faisait à la cave, M. R...
étant au troisième étage, et malgré cette précaution; il était obligé de
s'absenter jusqu'à ce que ces effluves se fussent dissipées, s'il ne vou-
lait pas périr suffoqué. Il s'abstenait surtout de toucher à cette substance,
et de se tenir chez lui pendant qu'on en distribuait; mais ce qu'il y a
a de plus intéressant dans ce qui concerne M. R..., c'est qu'étant venu
à Montpellier acheter chez un droguiste des substances nécessaires pour
la consommation de sa pharmacie, il se trouva suffoqué après avoir vérifié plusieurs sacs contenant diverses drogues, et un surtout qui l'obligea de sortir du magasin du droguiste, aussitôt qu'il l'eut ouvert, parce
qu'il le fut davantage. Il rentra quelques heures après, soutenant que
le sac, dont l'ouverture était cause de son accident, avait contenu de
l'ipécacuanha. Le droguiste soutenait la négative avec beaucoup d'obs-
tination, lorsqu'un de ses commis arrivant reconnut que quelques jours
auparavant le sac de papier avait en effet contenu de la racine du Bré-

sil, et que le même sac avait été employé à renfermer la drogue actuelle.

Cette dernière circonstance est à remarquer : elle démontre positivement que la racine du Brésil produit des émanations, même avant d'avoir été divisée, que ces émanations s'attachent à d'autres corps, qu'elles y restent inaltérées, puisque après un temps assez long elles ont pu produire leurs fâcheux effets, semblables en cela au miasme pestilentiel qui va produire à de très-grandes distances et à de très-longs intervalles la terrible affection dont il émane.

OBSERVATION X.

M. C...., pharmacien à Angoulême, d'un tempérament muqueux, ayant assez d'embonpoint, n'a jamais pu, sans s'exposer à être suffoqué, rester chez lui, pendant qu'on y mettait de l'ipécacuanha en poudre. Il était obligé de s'absenter plusieurs jours et d'attendre que la précipitation de ses émanations se fût opérée. Alors il rentrait, non sans prendre des précautions; car souvent, après cinq ou six jours d'absence, il éprouvait encore en rentrant chez lui une gêne considérable dans la respiration, ce qui l'obligea de faire cette opération dans une maison très-éloignée de la sienne, et de s'abstenir même pendant le cours d'une assez longue pratique de toucher à cette substance.

OBSERVATION XI.

M. B...., pharmacien à A.... étant au pensionnat à l'âge de 14 ans, s'aperçut que lorsqu'il faisait une lecture à haute voix, ou en expliquant les auteurs latins, la voix lui manquait, et qu'on était obligé de le laisser reprendre haleine quelques instants. A l'âge de 20 ans, étant à l'armée, il éprouva une forte attaque de suffocation, qu'une saignée fit complétement disparaître; à 38 ans, il éprouva quelques accès de suffocation. Maintenant c'est lui qui parle :

— Je n'ai commencé à m'apercevoir que mes suffocations étaient de véritables accès d'asthme, que lorsque je retournai chez M. Rey, pharmacien à Montpellier, en pilant de l'ipécacuanha. Depuis cette époque, sitôt que je sens cette poudre, je suis pris au gosier, je respire avec peine, je crache difficilement; je ne puis plus me coucher sur le dos, et je suis obligé de me tenir assis, la poitrine portée en avant, appuyé sur une table. J'ai ressenti quelques paroxysmes d'asthme, lorsque je me suis enrhumé : mais ces paroxysmes ne m'ont jamais autant fait souffrir que lorsqu'ils ont été occasionnés par l'ipécacuanha. Lorsque je me mouille, que je m'enrhume ou que j'éprouve quelque affection de l'âme, une attaque d'asthme survient : mais alors le café pris à la dose de douze ou quinze tasses, la dissipe bientôt, comme il est arrivé à Brescia en l'an VIII, ou bien cette boisson me soulage singulièrement, comme le fait aussi un opiat composé d'une once de fleurs de soufre dans pareille dose de miel.

Lors au contraire que les retours de mon asthme ont été occasionnés par les effluves de l'ipécacuanha, je souffre davantage et bien plus longtemps, malgré les potions antispasmodiques dans lesquelles je fais entrer l'oximel et le kermès. Les principales circonstances où les funestes effets de cette substance se sont faits sentir, sont les suivantes

Il y a quelques années que revenant de Paris, je fus rendre visite à M. Rey. Pour arriver jusqu'à lui, il était dans son salon, je traverse rapidement la pharmacie : je l'embrasse, et à peine me suis-je informé de l'état de sa santé que je me sens pris au gosier. Je demande si l'on ne pile pas de l'ipécacuanha dans la maison : sur la réponse affirmative, je me lève et sors précipitamment sur le corridor, et je reste suffoqué pendant trois jours.

Une autre fois, je voulus casser avec les dents une pastille d'ipécacuanha ; le peu de poussière qui s'exhala de la cassure suffit pour me donner une forte attaque de suffocation.

Dans une autre circonstance, j'avais fait piler de l'ipécacuanha au haut de la maison dans un grenier. Le jeune homme chargé de cette opération avait eu sur ma recommandation expresse le soin de bien nettoyer et brosser ses habits. Malgré toutes ces précautions, à peine fut-il entré dans la pharmacie que je fus suffoqué.

Il m'est arrivé souvent de piler moi-même l'ellébore, l'euphorbe, les cantharides, de respirer même le gaz sulfureux, de tousser ensuite, de cracher beaucoup pendant une heure : l'action de ces émanations a été passagère, et quelques verres d'eau sucrée ont suffi pour la faire disparaître, tandis que si, en pesant l'ipécacuanha, je n'ai pas la précaution de tenir ma bouche pleine de salive, je me trouve pris d'un paroxysme de suffocation qui quelquefois dure depuis cinq jusqu'à vingt et trente jours. Ces suffocations sont terribles pour moi, et je préférerais me casser un membre que d'éprouver un paroxysme causé par l'ipécacuanha : aussi je redoute cette substance beaucoup plus que toutes les autres. Lorsque je suis atteint par cette affection cruelle, je ne me couche plus, je ne puis presque pas me remuer sur mon fauteuil, et si par hasard dans cette attitude élevée, le sommeil vient me surprendre, je me réveille en sursaut plus suffoqué que jamais.

Cette observation présente le plus haut intérêt sur les émanations de l'ipécacuanha, quoique la personne qui en est le sujet fût déjà profondément atteinte dans les organes de la respiration. Mais quelle différence n'y observe-t-on pas entre les attaques d'asthme occasionnées par les causes ordinaires et celles auxquelles ces émanations ont donné lieu : les premiers accès sont de peu de durée et se calment avec la plus grande facilité ; les autres, au contraire, sont tenaces, leur durée est plus grande, les symptômes en ont plus d'intensité, et le malade préférerait se casser un membre, tant l'influence de ces émanations est douloureuse, tant elle cause de désordre dans l'acte respiratoire. Une circonstance très-essentielle sur l'effet délétère de ces émanations, c'est qu'elles ont agi fortement, quoique la substance fût enveloppée par la matière sucrée, comme il résulte de l'attaque d'asthme occasionnée par la simple action de briser entre les dents une pastille d'ipécacuanha.

Les faits que je viens d'exposer suffisent sans doute pour démontrer jusqu'à l'évidence les effets délétères des émanations de cette racine sur la respiration de différents sujets ; et quand je transcrirais ici *douze autres faits* que je possède, je ne ferais que répéter les mêmes choses sans les constater davantage. (Eugène Vigarous, *Des émanations des corps en général et de celles de l'ipécacuanha en particulier*. Thèse de Montpellier, 1820, n° 97.)

Trousseau a raconté les faits suivants : — Un pharmacien de Tours, asthmatique à un faible degré, avait des attaques toutes les fois qu'on remuait chez lui la poudre d'ipécacuanha. Ce n'était pas seulement quand on pulvérisait cette racine; mais il suffisait qu'on la pesât dans son officine, pour qu'il fût pris aussitôt d'accès d'oppression épouvantables qui duraient une demi-heure. Les choses en étaient arrivées à ce point qu'il se faisait prévenir lorsqu'on avait à employer l'ipécacuanha, et il se retirait aussitôt dans son appartement. Aucune autre poudre, aucune autre poussière ne produisait chez lui de semblables effets. — J'ai connu un autre pharmacien, établi à Saint-Germain-en-Laye, chez lequel les attaques de l'asthme, qu'il garda toute sa vie, se produisaient absolument dans les mêmes circonstances et aussi sous l'influence de la poudre d'ipécacuanha. (*Gazette des hôpitaux*, 1858.)

Le Dr Chargé a connu un pharmacien qui se montrait tout aussi sensible à l'action de l'ipéca; mais au lieu d'asthme, il était pris de vomissements incoercibles. Le Dr Andrieux raconte un cas semblable se rapportant à une religieuse attachée à un service d'hôpital (1).

J'ai interrogé plusieurs fois des pharmaciens et des élèves en pharmacie, et la plupart avaient connaissance de faits analogues. On m'a même cité des élèves ne pouvant supporter l'odeur de l'ipéca sans en être diversement fatigués.

Un élève en pharmacie, que nous avons reçu pharmacien de seconde classe (1865) à l'École de médecine de Clermont, m'a remis la note suivante : « Je suis resté un an et demi à Paris chez un pharmacien de la rue de la Chaussée-d'Antin. Toutes les fois qu'il m'arrivait de peser de l'ipéca en poudre, ou même de déboucher le flacon, M. B... s'en trouvait incommodé. Il était pris

(1) Chargé, *De l'Homœopathie*. Paris, 1864.

d'éternuement et d'oppression considérable. Il toussait au point que les yeux étaient injectés. Je fus obligé un jour de lui ôter sa cravate, parce qu'il étouffait. Ces accidents se produisaient même deux ou trois heures après le pesage de l'ipéca. Lorsque nous avions à faire des préparations de cette substance, nous allions les faire dans le laboratoire, et quoique le laboratoire fût séparé de la pharmacie par trois pièces, notre patron s'en apercevait, sans cependant en être incommodé. »

Il est probable que, si l'on pouvait interroger un congrès de pharmaciens et de droguistes sur les accidents causés par l'ipéca dans leurs officines, grand nombre auraient à raconter une foule de faits semblables qui, en somme, viendraient confirmer les faits déjà connus et révéler peut-être plus d'une particularité curieuse et féconde en applications thérapeutiques (1).

Quoi qu'il en soit, il ressort des observations précédentes deux faits d'une grande importance doctrinale : le premier, c'est que l'ipéca est positivement asthmatogène; le second, c'est qu'il agit à toute espèce de doses, *omni dosi*, à doses massives, sous la forme de poussière volatilisée, comme à dose infinitésimale, à l'état de simple émanation odorante. Sous ce dernier état, l'ipéca représente une véritable dilution atmosphérique, égale

______

(1) Je puis ajouter à tous ces faits une observation personnelle qui a quelque rapport avec ceux déjà cités. J'ai soigné, en 1865, la veuve d'un pharmacien de Paris pour une attaque d'asthme considérable qui dura plus d'un septenaire. Cette dame me racontait qu'elle avait été obligée de vendre sa pharmacie à raison de l'asthme qu'elle y avait contracté et qu'elle attribuait à l'odeur de l'officine et des différentes herbes qui s'y trouvaient. Depuis lors, la simple odeur du foin lui donnait infailliblement une attaque d'asthme durant au moins huit jours. C'est un fait de plus à ajouter à l'asthme-Hay des médecins anglais. (Voir *Nouveau dictionnaire de médecine et de chirurgie pratiques*, art. ASTHME, de Germain Sée.)

aux dilutions les plus élevées de la pharmacie hahnemannienne.

Il est impossible de nier ces résultats de l'observation ;
ce qui a fait dire à M. Delioux : — «On ne peut pas non
plus récuser *quelques faits extraordinaires* signalés pour
la première fois par M. Eugène Vigarous, relatifs à des
accès d'asthme, à des accidents spasmodiques d'apparence grave qu'ont éprouvés certains individus soumis,
même à des distances assez considérables, aux émana-
nations de l'ipéca. Mais, si dans ces faits on peut accorder une certaine part à l'action locale, il faut en faire
une bien plus grande à l'action dynamique.» (Mémoire
sur l'ipéca, *Gazette médicale*, 1852.)

Quelle est en réalité cette part bien plus grande à faire
à l'action dynamique, si ce n'est celle qu'on doit accorder à la dynamisation du médicament, à cette puissance
énorme qu'il possède à l'état de simple odeur de produire des accidents redoutables, qui certes ne sont nullement en rapport avec l'idée grossière que nous nous
faisons des forces de la matière, tandis que nous sommes
toujours tentés d'accorder aux médicaments une puissance en rapport direct avec la quantité de substance,
sans tenir compte du rapport inverse sur le terrain des
forces moléculaires ?

Et qu'on n'opposé point à tous ces faits cette objection
ridicule et antiscientifique souvent invoquée en pareille
circonstance, à savoir : que ce sont là des faits exception-
nels. Est-ce donc là une raison suffisante pour les rejeter ?

J'ai déjà fait justice de cette banalité à propos de l'arsenic (1), quand MM. Trousseau et Pidoux se sont
amusés à parler de gens doués d'une susceptibilité in-

---

(1). *Études sur la paralysie arsenicale* (*Gazette médicale*, 1858).

-solite, pour nier les actions les plus évidentes de cet agent toxique : au fond c'était les affirmer dans une certaine limite.

Quand donc comprendra-t-on que les médicaments n'agissent pas nécessairement, fatalement, mais contingemment, et que chaque unité médicamenteuse produit, suivant les individus, les effets les plus variés et quelquefois les plus insolites? C'est pour ainsi dire une loterie à combinaisons multiples où à côté de numéros qui sortent souvent, symptômes fréquents, se rencontrent de rares numéros, symptômes rares, insolites ou extraordinaires. Tous les jours on administre du tartre stibié à l'intérieur et à l'extérieur; et cependant il est rare dans ces circonstances de voir se produire les éruptions antimoniales aux parties génitales, éruptions essentiellement sympathiques, comme je l'ai démontré (1); tous les jours encore on se sert de copahu, et cependant on constate rarement des éruptions copahiviques.

Telles sont les données générales qui ressortent de l'observation. Il est fâcheux sans doute que toutes ces actions médicamenteuses ne procèdent pas mathématiquement, d'un manière plus simple et moins complexe. Que voulez-vous y faire? nous ne sommes pas chargés de mettre notre esprit dans les faits, mais bien les faits dans notre esprit. C'est là de l'observation pure et du véritable positivisme, et en ce qui touche l'ipéca, sa propriété asthmatogène est une propriété à insérer au chapitre *de viribus positivis* de ce médicament.

Nous avons déjà conclu des faits précédents que l'ipéca était positivement *asthmatogène;* ce qui a été confirmé par une vingtaine d'observateurs depuis plus de cent cinquante ans. Le plus grand nombre des faits ci-

_____

(1) *Mémoire sur les éruptions antimoniales (Gazette médicale,* 1861).

tés prouve surtout qu'il existe pour certains individus un *asthme d'ipéca ;* c'est la physionomie la plus nette de ce médicament dans son action sur les voies respiratoires.

Trois observations, celle de Bullock, de Lavater et de Massina, permettent, autant qu'on peut comparer une maladie médicamenteuse à une maladie naturelle, de rapprocher ces groupes morbides, de la bronchite asthmatique et de la coqueluche.

C'est ce qui légitime parfaitement deux formes admises par Schneider (1) dans les maladies d'ipéca :

1° L'asthme spasmodique.

2° Le catarrhe bronchique avec râle trachéal, toux convulsive et étouffante.

Remarquons encore comme troisième enseignement (2) que la loi de contingence, ou d'individualité, est nettement établie par ces *quelques faits extraordinaires*, pour parler le langage de M. Delioux.

En étudiant maintenant l'action thérapeutique de l'ipéca dans ces mêmes maladies naturelles dont il nous a donné l'image comme maladies artificielles, ou médicamenteuses, nous allons en déduire la loi de similitude, de sorte que l'ipéca, étudié dans le seul département des voies respiratoires, démontre les quatre grandes vérités hahnemanniennes du *simile*, de l'expérimentation pure, de l'individualité, et des doses infinitésimales. Est-il besoin d'ajouter qu'il en est ainsi de tous les médicaments ?

---

(1) *Handbuch der reinen Pharmakodynamik.* Magdeburg, 1853.

(2) Si le cas de pneumonie cité dans l'observation du Dr Lavater a été réellement un effet pathogénétique de l'ipéca, il y a là une donnée importante pour l'application de ce médicament dans la fluxion de poitrine. Il n'a jamais été employé en homœopathie en pareille occurrence, tandis que dans quelques travaux allopathiques il a été fait mention plusieurs fois du traitement de la pneumonie par l'ipécacuanha.

II

DE L'ACTION DE L'IPÉCA SUR LES VOIES RESPIRATOIRES.

Action thérapeutique.

Il y avait quelque chose à conclure de l'action physiologique si remarquable de l'ipéca sur la poitrine (1), et ainsi qu'il est arrivé pour une foule de médicaments, les uns n'ont pas osé employer la racine exotique dans les affections du poumon, à raison même des accidents dont elle pouvait être la cause ; les autres, sans se soucier de ces premiers faits et sous l'influence de théories diverses, l'ont expérimentée et lui ont reconnu quelques

(1) Aux nombreux faits déjà cités d'ipéca asthmatogène, j'ajouterai le deux faits suivants rapportés par le Dr Rosenthal dans *Wien Zeitschrift,* 1866.

Appelé auprès d'un garçon apothicaire pris d'un violent accès d'asthme en pulvérisant de l'ipéca, le médecin allemand constata les symptômes suivants : oppression des plus intenses avec l'expression de la plus grande angoisse sur le visage ; regard fixe, figure pâle, tête renversée en arrière ; la moitié supérieure du thorax était fortement soulevée par la contraction musculaire ; pouls petit, défaillant ; respiration râlante, impossible d'ausculter dans cet état. On administre du café noir avec un peu de rhum, en même temps que l'on pratique des frictions sur la poitrine avec des linges mouillés. L'accès cesse au bout de dix minutes ; mais le patient se sent encore fatigué et abattu pendant quelque temps.

Le même médecin a vu un autre garçon apothicaire pris maintes fois d'accès pareils après la pulvérisation de l'ipéca ; il avait une telle susceptibilité à l'endroit de cette poudre que son simple mélange avec l'opium dans la préparation de la poudre de Dower suffisait pour lui causer de la dyspnée.

applications très-utiles dans certaines affections thoraciques. — Dès 1705, Doliveau, médecin de Montpellier, qui avait longtemps habité l'Amérique du Sud, écrivait dans le *Journal de Trévoux*, avoir employé l'ipéca dans les contrées mêmes où il vient naturellement, dans toutes les maladies colliquatives, les affections des poumons, les obstructions des menstrues, et surtout dans les maux d'estomac, et en avoir obtenu les plus grands succès.

Akenside publiait, en 1768, dans les *Transactions médicales* de Londres, un mémoire sur l'emploi de l'ipécacuanha dans l'asthme convulsif. Suivant lui, lorsque tous les autres antispasmodiques ont échoué, l'ipéca ne manque jamais de couper l'accès.

L'administration d'un scrupule en poudre soulage promptement les accès les plus violents. Dans l'asthme chronique ou habituel, le médecin anglais en donnait 3 ou 5 grains chaque matin, ou de 5 à 10 grains tous les deux jours, et faisait quelquefois continuer le médicament un mois entier ou six semaines. D'après lui, le soulagement qu'il procure dans l'asthme ne dépend pas des vomissements, puisqu'il n'est pas moins efficace, lorsqu'il ne fait pas vomir.

Puis Meyer (*Diss. de ipecacuanha refracta dosi*) et Bang (*Praxis medica*) citent chacun une observation remarquable de guérison. Loeseke et Carminati répètent Akenside, et Quarin s'étonne de ce que Wedel ait pu recommander le remède brésilien en pareil cas, puisqu'il cause des accidents sur la poitrine, *pectori inimicus*, d'après les faits déjà cités de Scott. Le médecin allemand paraît avoir peu de confiance dans ce médicament; il préfère les antimoniaux et la gomme antimoniaque dans l'asthme pituiteux.

Il faut bien que l'ipéca ait été peu employé comme an-

tiasthmatique dans tout le siècle dernier, puisque Bor-
sieri se tait complétement sur cette application.

Et pourtant vers la même époque, Murray, résumant
les expériences déjà faites, en avait fait le plus grand
éloge : — « Spasmos sopire ipecacuanham, varios docu-
« mentis elucet ; huc spectat efficacia in asthmate spasmo-
« dico singularis, cui hypochondriaci et hystericæ sæpe
« obnoxiæ sunt, et feminæ obstructione mensium labo-
« rantes ; vel termino quo cessant, propriores ; in hoc
« malo opiatis longe antecelluit. » (*Apparatus medicaminum*, 1793.)

Peu d'auteurs même en ont parlé au commencement
de ce siècle. Le grand dictionnaire en 60 volumes se
contente de dire que Barthez l'administrait dans l'asthme.
Plus tard nous voyons cette application affirmée dans la
plupart des traités classiques de matière médicale, comme
Pereira, Clarus, Œsterlen et Trousseau. Graves l'indique
aussi dans ses *Leçons cliniques*. Romberg assure qu'en
pareil cas l'excitation du nerf vague lui a été très-utile
par l'ipéca administré à petites ou fortes doses.

Théry, dans un traité récent (1), s'exprime ainsi dans
l'espèce : « Chez les sujets robustes, gras et replets, chez
les artisans soumis à l'influence des vapeurs métalliques,
on obtiendra des effets heureux et rapides par l'ipécacuanha. C'est *un des meilleurs remèdes* pour abréger la
durée des paroxysmes... On devrait s'en abstenir dans
certains cas assez rares où les vomissements précèdent
l'accès, vomissements qui peuvent être assez violents
pour qu'on soit forcé d'en calmer l'intensité (p. 395).

En donnant ce dernier conseil, l'auteur a oublié
le *vomitus vomitu curatur* d'Hippocrate : heureusement
l'école homœopathique a compris et développé l'ensei-

(1) Théry, *de l'Asthme*. Ouvrage couronné par l'Académie de méde-
cime. Paris, 1859.

gnement du père de la médecine, et c'est ainsi que l'école allopathique, partant d'une idée fausse, se prive des meilleurs remèdes dans une foule de cas où ils sont précisément indiqués par la loi de similitude.

L'ipéca a été également administré dans la coqueluche. Depuis Bergius qui le premier l'a conseillé dans la toux convulsive jusqu'à nos jours, ce médicament est devenu d'une application quotidienne dans le traitement de cette maladie. Schmidtmann l'a employé aussi avec succès dans l'asthme aigu de Millar.

On ne peut s'empêcher de voir ici une des plus belles preuves de la loi homœopathique. *Physiologiquement*, l'ipéca produit l'asthme, l'oppression, le spasme de la glotte, de violents accès de toux ; c'est ce que répète Œsterlen en présence des faits cités par Vigarous et Prieger, et voici que *thérapeutiquement*, il est un des remèdes de premier ordre dans ces mêmes états morbides. On peut donc lire dans la physiologie pulmonaire de l'ipéca sa véritable indication thérapeutique en se laissant guider par la loi des semblables.

C'est ce qui a arraché à M. Trousseau cet aveu embarrassé en présence des faits d'ipéca asthmatogène : « Les lois pathologiques que nous avons établies en traitant de la médication substitutive, expliquent jusqu'à un certain point les bons effets de l'ipécacuanha dans l'asthme nerveux et dans l'asthme humide ; mais, quelle que soit l'explication, il faut admettre le fait.»

Ici M. Trousseau s'est substitué modestement, toujours en vertu de la méthode substitutive, à Hahnemann, voire même à Hippocrate. Est-il nécessaire de dire que les prétendues lois pathologiques établies par le professeur de la Faculté de médecine de Paris ne sont autre chose que le *similia similibus* formulé par le divin vieillard, et élevé par Hahnemann à la formule d'une loi thérapeutique générale (1).

Toutefois sur cette question de l'ipéca, le successeur de M. Trousseau dans la chaire de thérapeutique de Paris, M. Germain Sée, me semble encore plus éloigné

(1) Trousseau avait été l'élève de Bretonneau, le véritable auteur de la substitution. Or Bretonneau n'a été qu'un homœopathe honteux, jouant en cette circonstance le triste rôle de plagiaire : certains princes de la science sont coutumiers du fait. Je citerai pour preuve le passage suivant d'une lettre du D\u207f Chauvet.

« Bretonneau connaissait-il les travaux de Hahnemann, lorsqu'il a inventé sa *substitution ?* » Je réponds : oui..... et j'apporte en preuve de mon affirmation, le témoignage d'un vénérable vieillard (le D\u207f Guérin, de Châtillon-sur-Indre, aujourd'hui âgé de de 87 ou 88 ans, et ayant conservé toute son intelligence), qui fut le condisciple et l'ami de Bretonneau. Ce médecin distingué, qui m'a fait l'honneur de m'appeler quelquefois en consultation, exerce l'homœopathie depuis vingt-cinq ou trente ans. Désirant connaître la cause de sa *conversion*, je lui adressai dernièrement quelques questions à ce sujet ; or, voici sa réponse : « C'est mon ami Bretonneau qui m'a mis sur la voie ; ayant entendu parler des cures merveilleuses de Hahnemann, en Allemagne, où sa nouvelle méthode faisait grand bruit, il voulut connaître ses œuvres qui le frappèrent vivement. Il me fit part de ses impressions : « Il y a du bon dans ce système-là, me disait-il, c'est à étudier. » — La confiance que m'inspirait Bretonneau me fit réfléchir à mon tour. J'étudiai, je compris ; puis, après une préparation suffisante, j'en vins à la pratique que j'ai continuée jusqu'ici, avec un succès que ne m'avait jamais procuré l'ancienne médecine. — Mais comment se fait-il, fis-je observer à M. Guérin, que Bretonneau n'ait pas adopté, pour son propre compte, les conseils qu'il croyait devoir donner à ses amis ? — « Que voulez-vous ? répliqua le bon vieux docteur, *position oblige* : celle qu'avait conquise Bretonneau parmi les princes de la science médicale ne pouvait guère lui permettre de rompre ostensiblement avec un passé plein de brillantes promesses pour l'avenir, et de s'affranchir avec éclat de ces funestes préjugés d'école, qui ont détourné et détournent encore chaque jour tant de belles intelligences de la seule voie capable, selon moi, d'imprimer à notre pauvre art une marche ascendante.

Moi, j'ajoutai : Bretonneau était parfaitement libre d'accepter, ou de repousser la doctrine de Hahnemann ; mais pouvait-il honnêtement lui ravir son bien pour le dénaturer au profit de son ambition personnelle ?... Patience, répartit son interlocuteur, bien dérobé ne profite guère... Comptez que l'heure de la justice réparatrice sonnera tôt ou tard pour le légitime possesseur. (Chauvet. *Le discours de M. Duclos. Lettre à l'auteur.* Tours 1867.)

de la vérité que son prédécesseur. Dans un article sur l'asthme publié dans un nouveau dictionnaire de médecine, le professeur, abordant le traitement, met parmi les *moyens dépressifs* de l'action cardiaque et vasculaire :

1° L'ÉMÉTIQUE ;

2° L'IPÉCA. *Effets physiologiques*. L'ipéca produit comme l'émétique un collapsus musculaire, mais qui se manifeste plus vite, s'étend plus sûrement aux nerfs sensitifs, et disparaît plus rapidement, sans donner lieu d'ailleurs ni à la période réactive si dangereuse, ni aux lésions si graves des intestins, ni à la congestion du poumon qu'on observe à la suite de l'empoisonnement antimonial ; mais, d'une autre part, la racine du Brésil lèse plus profondément la fonction glycogénique du foie. — *Effets thérapeutiques*. Moins dangereux que l'émétique, l'ipéca semble donc au point de vue thérapeutique devoir être préférable ; mais il faut se rappeler l'influence fâcheuse de la poudre d'ipéca sur certains malades (*Nouveau Dictionnaire de méd. et de chir. pratique ;* éd. Jaccoud). Dans le même article, M. Sée a rapporté auparavant tous les faits d'ipéca asthmatogène, et c'est pourquoi il insiste sur cette influence fâcheuse au point de vue du traitement.

Le passage cité mérite quelques réflexions contradictoires. Mettre l'ipécacuanha parmi les moyens dépressifs de l'action cardiaque et vasculaire, n'est qu'une pâle imitation du contro-stimulisme italien, division qui repose en même temps sur la confusion de l'effet physiologique et de l'effet thérapeutique.

En ce qui touche la physiologie du médicament mis en rapport avec le traitement de l'asthme, M. Sée se contente de dire que l'ipéca produit du collapsus musculaire, ce qui n'est pas exact ; qu'il s'étend plus sûrement aux nerfs sensitifs ; ici j'en demande la preuve, et surtout je demande ce que l'ipéca fait sur ces nerfs sensitifs. — C'est là une explication ingénieuse à mettre de côté. Si en outre l'ipéca lèse plus profondément la fonction glycogénique du foie, quelle relation y a-t-il entre ce fait physiologique et le traitement de l'asthme par l'ipéca? Et le professeur de thérapeutique de Paris ne dit pas un mot de la propriété physiologique de l'ipécacuanha dans son action sur le poumon, c'est-à-dire de sa propriété asthmatogène si remarquable; c'était bien là le fait physiologique qu'il fallait mettre en regard du fait thérapeutique de l'ipéca dans l'asthme; et pourtant on parle sans cesse de méthode expérimentale, on a la prétention de baser la thérapeutique sur la physiologie des médicaments. Au moins faudrait-il nous donner une physiologie complète sans y mêler du roman et des explications ingénieuses.

Si M. Sée parle en passant de la propriété asthmatogène de l'ipéca, c'est pour tenir, il semble, les thérapeutistes en garde contre son emploi dans l'asthme même. Et ici on a le droit au moins d'être étonné que M. Sée ait oublié les lois pathologiques établies par Trousseau ; *ubi virus, ibi virtus*, et c'est justement parce que l'ipéca cause des accidents sur les voies respiratoire, qu'il faut l'employer similairement dans les maladies de ces mêmes voies. L'ipéca, pour parler le langage de M. Sée, est surtout thérapeutiquement un moyen dépressif de l'action respiratoire, puisque physiologiquement il l'exalte à un haut degré. Il en est ainsi de tous les médicaments. Les effets physiologiques sont la clef, l'indication des effets thérapeutiques. Au lieu de repousser les médicaments à raison des accidents qu'ils causent sur certains organes, c'est justement là une raison de les employer dans les maladies mêmes de ces organes.

Oui, le fait physiologique nous conduit nécessairement à l'application thérapeutique, mais par une seule voie, ou loi, celle du *simile*.

Vouloir baser la thérapeutique, ou l'emploi du médicament, c'est-à-dire la pharmacodynamie, sur la physiologie même, comme on s'essaye à le faire à la Faculté de Paris, c'est là une idée excellente, fondamentale ; c'est cette idée que Hahnemann lui-même a réalisée, il y a soixante ans, et c'est là tout le fondement de la doctrine hahnemanienne. Seulement Hahnemann a conclu de la physiologie des médicaments à leur application thérapeutique par la loi de similitude. C'est là la clef ; tant que le haut enseignement parisien ne prendra pas cette même clef, il n'aboutira pas, il fera du roman et de la confusion perpétuelle. Ses travaux de détail ne feront que confirmer et compléter les pathogénésies hahnemaniennes. Il faut nécessairement qu'il entre dans l'hahnemanisme *intégral*. Ce sont nos neveux qui recueilleront tout cet héritage. Leurs pères ont encore trop de passion, de préventions et de parti pris contre l'homœopathie ; ils se sont trop engagés personnellement contre la doctrine hahnemanienne et ses disciples pour amener leur pavillon de bonne grâce. Le triomphe complet des idées hahnemaniennes n'est plus aujourd'hui qu'une question de temps.

Et pour revenir à l'ipéca, combien l'enseignement hahnemanien brille ici d'une supériorité évidente, et combien le maître a eu raison de traiter *de actionibus positivis medicamentorum !*

L'action positive de l'ipéca sur l'homme sain, c'est l'asthme pur, une forme de bronchite spasmodique, c'est probablement comme lésion la congestion pulmonaire, et peut-être la pneumonie. Voilà ce qui ressort de la méthode expérimentale.

Et la conclusion, c'est que cet ipéca qui produit toutes ces actions positives, est le remède de maladies similaires; ce qui ressort encore de la méthode expérimentale sur le terrain de la clinique.

L'école homœopathique a précisé avec beaucoup de justesse l'emploi de l'ipéca dans un certain nombre de maladies pulmonaires.

Commençons par citer d'abord Hahnemann qui a recommandé l'ipéca dans le refroidissement suivi d'accès de suffocation. Il serait important de vérifier cette action dans ces congestions pulmonaires foudroyantes qui tuent si rapidement quelquefois, à la suite d'un saisissement par le froid, comme à la sortie d'un bal, ou d'un lieu à température élevée.

Hahnemann disait aussi en vertu de la série des symptômes de l'ipéca, qu'il devait déployer une efficacité spécifique dans les asthmes spasmodiques à forme paroxystique et dans les spasmes suffocants.

Dans l'asthme, d'après Kafka, l'indication de l'ipéca est la cyanose survenant pendant l'accès, avec une toux sèche et fréquente, sueurs froides du visage et des extrémités, lorsqu'en outre il y a des envies de vomir continuelles, et des nausées après la toux, ou même des vomissements.

Petroz (*Etudes de thérapeutique*, Ed. Cretin, p. 327) conseillait l'ipéca dans l'asthme, *quand il y a beaucoup de spasmes.*

Il est d'expérience que l'ipéca est le principal remède de l'emphysème, non-seulement dans les accès d'asthme, mais encore dans la dyspnée habituelle. Il agit directement contre la dyspnée et la toux; il se recommande particulièrement dans la toux sèche et spasmodique des vieillards, qui vient par accès surtout le soir après le coucher, ou après le dîner, et qui tient habituellement à l'emphysème pulmonaire (Müller).

Meyer prescrit l'ipéca dans l'asthme des emphysémateux, lorsque l'auscultation accuse une quantité considérable de mucosités accumulées dans les bronches, mucosités que le malade ne peut expectorer en quantité suffisante malgré ses efforts, et lorsque la toux provoque en même temps des nausées.

Plusieurs homœopathes ont formulé des indications sur l'emploi de l'ipéca dans les affections catarrhales. Knorre le conseille, lorsque la toux est sèche, spasmodique et quinteuse, provoquée par de la titillation et de l'irritation au larynx, à la suite du coryza d'abord sec, puis fluent.

L'ipéca est surtout utile dans la toux spasmodique avec tendance au vomissement, ou avec vomissement de mucosités blanchâtres, lorsqu'il se produit facilement des mucosités dans la poitrine, et que la toux développe des râles sonores et bullaires ; ce médicament trouve aussi son application dans la toux spasmodique sèche sans excitation vasculaire (Lobethal).

J'ai surtout trouvé l'ipéca utile dans les toux fébriles, principalement après *pulsatilla* et *nux vomica*, chez les femmes et les enfants, lorsqu'il survient à des temps indéterminés de la chaleur pendant laquelle il y a augmentation de toux sèche (Bernstein).

Ipéca est principalement indiqué chez les enfants, même chez les plus petits, lorsqu'ils semblent menacés de suffocations par l'effet de mucosités accumulées ; quand la toux est spasmodique, ou assez intense pour les empêcher de respirer, que la face devient rouge ou bleuâtre, et qu'ils se roidissent ; lorsqu'à une sensation de chatouillement à l'entrée de la trachée-artère, il se joint comme un rétrécissement; que la toux est tout à fait sèche, et que l'expectoration est rare, ou qu'elle est d'un très-mauvais goût, qu'elle provoque des nausées et des vomissements, et qu'on vomit des mucosités. Outre ces symptômes, il convient encore, s'il y a ou douleur dans l'abdomen, surtout autour du nombril, ou pression sur la vessie qui gêne le cours des urines, ou battement dans la tête ou au creux de l'estomac, ou sensation d'excoriations dans la poitrine; et quand, après la quinte de toux, la respiration reste courte, et le front ruisselle de sueur; elle s'aggrave en marchant à l'air frais (Hering).

J'ai vu surtout l'ipéca réussir dans les toux catarrhales, lorsqu'au lieu d'irritation il y avait plutôt affection asthmatique (Kasemann).

Hirsch s'est bien trouvé de l'ipéca dans deux cas de toux spasmodique violente, alors que les malades ne pouvaient pas tousser assez vite au début, et se couvraient la bouche avec leurs mains pour ne pas inspirer trop d'air.

Veit Meyer a recommandé l'ipéca dans la bronchite avec gros râles muqueux sensibles au stéthoscope ou à l'oreille à distance, avec difficulté d'expectoration, lorsque la toux est accompagnée de nausées, et même de vomissements, et qu'il existe de l'oppression qui se calme par une expectoration abondante.

Cl. Muller répète à peu près la même chose.

L'ipéca est surtout conseillé dans le catarrhe aigu des enfants, lorsque la toux est suffocante avec visage congestionné et bleuâtre et perte de la respiration, ou lorsqu'elle est accompagnée de nausées et de vomissements; aussi lorsque la toux est provoquée par un chatouillement au larynx avec battements à la tête et au cœur, et envies d'uriner.

Le symptôme vomissement (Gerner) et la complication d'asthme nocturne sur des sujets emphysémateux (Trincks) ont déterminé l'emploi du même médicament dans le cas de grippe.

De même qu'en allopathie, l'ipéca a été conseillé et appliqué dans la coqueluche.

Ruckert, dans ses *klinische Erfahrungen*, a analysé les observations de huit médecins dans le traitement de cette maladie par l'ipéca, et résume ainsi les diverses conditions caractéristiques qui ont été formulées par eux : toux survenant après le repas, surtout après midi (Schrön); toux excitée par chaque inspiration (Hartmann); chatouillement et constriction à la partie supérieure de la trachée, se produisant à l'air froid (Hering); accès de toux précipitée (Hartmann, Gross); manque de respiration (B.); danger d'asphyxie par les mucosités (Bethmann); angoisses par étouffement (Hering); saillie des yeux (Bethmann); visage d'un rouge bleuâtre (Hering, Bethmann); hémorrhagie buccale et nasale (Bethmann); efforts de vomir (Hartmann, Hering); accès se terminant par le vomissement des aliments (Schrön, Kasemann, B. et Bethmann). Ce dernier a souvent vu les malades pris de défaillance pendant l'accès.

Schrön, Kasemann et Bethmann ont surtout étudié la coqueluche épidémique. — Ruckert fait des vœux pour qu'on arrive à des signes encore plus caractéristiques de ce médicament.

B. et Bethmann ont vu l'ipéca très-bien réussir après l'emploi de *drosera*.

L'ipéca est surtout indiqué dans les violents accès avec bleuissement de la face, épistaxis et vomissement des aliments (Clot. Muller. *Die Homœopathie*, 1851).

Ipecacuanha, s'il y a toux convulsive, violente, *cou-*

leur bleuâtre du visage, saignement du nez (Noack fils, *Guide homœopathique*, 1865).

Meyer est d'avis que l'ipéca convient surtout lorsqu'il y a des vomissements excessifs, dangereux pour l'enfant, et dégénérant en hématémèse; lorsqu'il y a une excrétion difficile des mucosités bronchiques et grande dyspnée ; s'il y a également complication d'état saburral.

Telles sont les principales indications fournies sur l'ipéca. La plupart des observateurs sont d'avis qu'il ne peut pas suffire seul en général à la guérison de la coqueluche, n'étant qu'un remède intercurrent applicable dans les conditions précitées.

Je termine toutes ces citations par Kafka : « Lorsque les accès s'accompagnent de cyanose, ce qui arrive d'après notre observation dans le cas de catarrhe des ramuscules bronchiques, comme on peut le constater par une auscultation attentive, et lorsque la cyanose persiste encore quelque temps après la terminaison des accès, c'est le cas d'employer *ipeca* 3°, *tartarus* 3°. *veratrum* 3°, *carbo vegetabilis* 6° *ou lachesis* 6°. Nous administrons l'ipéca, lorsque la convulsion de la glotte persiste longtemps de manière que les enfants restent un certain temps sans respirer ; lorsque la toux est sèche, qu'il existe des vomissements après les accès, sans qu'il soit expulsé beaucoup de mucosités bronchiques; lorsque l'accès est suivi d'un certain degré de dyspnée qui persiste assez longtemps, et que l'on entend dans le dos à la partie inférieure du thorax des râles à petites bulles. Nous donnons 4, 6 et 8 gouttes du remède dans un demi-verre d'eau à prendre toutes les heures ou toutes les deux ou trois heures par une ou deux cuillerées à café. Dans ces circonstances nous pouvons affirmer que le médicament jouit d'une action très-sûre et très-rapide (*Die homoeop. Therapie*, 1865).

Dans le spasme de la glotte auquel on peut rattacher l'asthme thymique de Kopp, ou l'asthme aigu de Millar, l'ipéca est encore un des principaux remèdes, avec belladone, veratrum et arsenic. On peut l'administrer en lavement, quelques gouttes de la première dilution, pendant l'accès même, attendu que la présence de l'accès s'oppose à l'introduction de tout médicament par les voies supérieures ; l'indication du remède est alors la cyanose et le refroidissement des extrémités (Kafka). L'auteur a publié à ce sujet une fort belle observation dans *Homœop. Vierteljahrschrift*.

L'emploi de l'ipéca dans le croup et la pneumonie a été fort peu étudié par les deux écoles, et cependant ce médicament paraît mériter une attention particulière dans ces deux maladies.

Seul parmi les homœopathes, le Dr Teste a insisté sur cette application. « Si l'action de l'ipéca est de courte durée, dit-il, il n'en est pas qui se manifeste d'une manière plus prompte, plus vive et plus tranchée. La gorge, l'estomac, les glandes salivaires, le corps thyroïde, les glandes abdominales, c'est-à-dire le pancréas, le foie et la rate, les follicules muqueux du larynx, de la trachée et des bronches ; enfin le cœur et la tête paraissent simultanément et presque immédiatement entrepris. De là, j'induis naturellement que l'ipéca correspond essentiellement à des affections aiguës, de courte durée, mais de marche rapide et susceptibles en conséquence d'acquérir en très-peu de temps un haut degré d'intensité, telles que le croup et la pneumonie....

Dans presque tous les cas d'angine couenneuse, où les médecins allopathes ont eu l'heureuse inspiration de donner à l'ipéca ou au tartre stibié la préférence sur les emissions sanguines, ils ont eu lieu de s'en applaudir. Mais les succès de cette médication perturbatrice et quelquefois dangereuse ou impuissante en raison même de l'exagération des doses, ne dépendait pas, comme on le pensait, des vomissements auxquels elle manquait rarement de donner lieu. Indépendamment des symptômes parfaitement analogues à ceux qu'on observe dans le croup (voir *Pathogénésie* de Hahnemann), l'ipécacuanha exerce sur la muqueuse du pharynx, du larynx, de la trachée et très-probablement des bronches, une action violente et très-caractéristique. Au moins lui ai-je vu très-souvent faire cesser, et dans certains cas, avec une promptitude magique, les symptômes suivants, pour n'être pas profondément convaincu qu'il serait apte à les produire, je ne dis pas chez des hommes, mais chez des enfants bien portants :

Boursouflement rapide de la membrane muqueuse du pharynx, et très-probablement du larynx et de la trachée ;

Sécrétion, à la surface enflammée de cette membrane, d'une humeur épaisse, plastique, blanchâtre, nacrée, apparaissant d'abord sous forme de petits points blancs ou grisâtres soit aux amygdales, soit aux piliers du palais, soit enfin au pharynx.

Or, qu'on joigne ces phénomènes aux symptômes mentionnés plus haut, et l'on aura l'image aussi complète que possible de l'angine couenneuse.

Aussi les guérisons de croup obtenues à l'aide d'ipéca dynamisé, ou d'ipéca et de bryone donnés concurremment, conformément à ma méthode, sont-elles déjà très-nombreuses et se multiplient-elles tous les jours....

Il n'est pas d'ailleurs indispensable, tant s'en faut, que l'inflammation du larynx et plus généralement des voies aériennes, s'accompagne d'exsudation plastique, donnant lieu à la formation des pseudo-membranes, pour que cette inflammation réclame l'emploi d'ipéca. Je pourrais citer des faits nombreux à l'appui de cette assertion. L'ipécacuanha est presque exclusivement indiqué dans tous les cas de phlogoses *suraiguës* de la gorge, de la trachée, des bronches, et même du parenchyme pulmonaire, quelle qu'en soit la cause, lorsque le malade est un enfant de 6 mois à 10 ans, blond, sanguin, pétulant, et surtout si c'est pendant la nuit que la maladie éclate, ou a son paroxysme. J'ai vu, dans les conditions que j'indique, des engouements pulmonaires, et des pneumonies franches; une, entre autres, chez un enfant de 10 mois, consécutive à la répercussion d'un exanthème scarlatineux, et contre laquelle cependant belladone restait inerte, céder comme par enchantement à l'usage de l'ipéca (Teste, *Systématisation pratique de la mat. méd. homœopathique.* 1853).

L'ipéca a été souvent employé dans la pneumonie par l'école allopathique. Quelques traités de matière médicale en parlent; Dubois le conseille dans la péripneumonie catarrhale, et même dans les œdématies du poumon; Jahn l'indique à doses réfractées dans la pneumonie, et Vogt, dans la convalescence de cette même maladie, ainsi que dans sa forme chronique. Broussonnet en avait vulgarisé l'emploi dans l'école de Montpellier. On l'emploie même au grand hôpital de Vienne concurremment avec le tartre stibié.

Quoi qu'il en soit, on peut dire à cette heure que l'indication de l'ipéca n'a pas été encore nettement formulée dans le traitement de la pneumonie. Ce médicament mérite pourtant une attention particulière dans cette maladie, par la simple raison qu'il est éméto-cathartique, et que c'est surtout dans cette classe de médicaments que l'on trouve les meilleurs médicaments à adresser à la fluxion de poitrine. Vogt reconnaît en outre avec raison qu'il exerce une action spécifique sur la poitrine, puisqu'il y détermine quelquefois l'irritation des bronches, l'enrouement, la toux, l'hémoptysie, l'oppression et que d'un autre côté on a constaté l'inflammation de la membrane interne des bronches et l'engorgement sanguin des poumons. On sait que Magendie a pu déterminer des pneumonies sur des chiens en les empoisonnant avec de l'émétine (1).

La pathogénésie de l'ipéca sous le rapport de ses symptômes et de ses lésions pulmonaires indique positivement l'emploi de cet agent dans la pneumonie, et il est à regretter que de part et d'autre on ne l'ait pas mieux étudié en cette circonstance. Nous avons déjà cité l'observation du D' Lavater, où il est question d'une domestique prise de pneumonie à la suite de l'inhalation de poudre d'ipéca.

Il existe encore d'autres applications du médicament. Reid administrait l'ipéca dans la phthisie ; Sachs l'a recommandé dans la phthisie pituiteuse ; Richter l'a même

---

(1) Les expériences de Magendie semblent contredites par les expé-
iences assez récentes de M. Pécholier. Là où Magendie avait vu l'ipéca
ou l'émétine déterminer les lésions anatomiques de la pneumonie,
M. Pécholier a trouvé des poumons *pâles, décolorés, presque exsangues.* On
peut répondre à cela que Magendie a expérimenté sur des chiens, et
M. Pécholier sur des lapins et des grenouilles. On peut dire encore avec
M. Jousset (*Art médical*, mars 1863), que les chiens du Collége de France
ne succombaient qu'après quinze heures d'empoisonnement, tandis que
les lapins de M. Pécholier mouraient très-rapidement. Et les grenouilles !!! On n'en dit rien : à la bonne heure. Quel saut dans l'échelle
animale que de conclure des batraciens à l'homme ! Les expériences positives de Magendie ne peuvent être contredites en rien par les expériences négatives de M. Pécholier. Les lapins de Montpellier, vu la loi
de contingence, n'étaient pas obligé d'avoir des fluxions de poitrine, et
puis... c'était des lapins.
Nous verrons plus tard l'ipéca produire l'hémoptysie chez l'homme :
fait expérimental bien supérieur à celui des chiens, des lapins, voire
même des grenouilles.

conseillé dans l'hydrothorax comme palliatif : toutes applications qui auraient besoin d'être vérifiées de nouveau. Nous parlerons plus loin de son emploi dans l'hémoptysie.

Bœninghausen a classé avec raison l'ipéca parmi les remèdes de premier ordre de la dyspnée et de l'orthopnée, classement qui se trouve tous les jours confirmé par la clinique dans la série de maladies que nous venons de parcourir.

III

DE L'ACTION DE L'IPÉCA DANS LES HÉMORRHAGIES.

Manget me paraît avoir été le premier qui ait appliqué l'ipéca au traitement des hémorrhagies, autres que les hémorrhagies de la dysentérie. Après avoir affirmé qu'il a vu le médicament réussir dans les dysentéries où *le sang coulait en abondance*, et dans les simples diarrhées, il dit avoir guéri par le même moyen des hématémèses, des hémoptysies considérables, des hématuries, des fluxions hémorrhoïdales, des épistaxis abondantes et rebelles.

C'est surtout dans les hémorrhagies utérines que Manget célèbre les vertus de l'ipéca, et il cite à ce propos l'observation d'une femme grosse pour la quatrième fois qui fut prise d'une hémorrhagie considérable vers le troisième mois et qu'il guérit rapidement en la faisant vomir avec un gros de poudre.

Qui avait pu conduire Manget, en dehors de la loi de similitude, à employer l'ipéca dans les hémorrhagies, si ce n'est l'analogie, en voyant l'hémorrhagie dysentérique céder facilement à ce remède, et d'un autre côté les facultés astringentes que lui avaient accordées les premiers auteurs qui en avaient parlé, comme Guillaume Pison et Pomet?

L'observation ultérieure semble avoir été guidée par les mêmes idées que Manget dans l'application de l'ipéca aux hémorrhagies ; elle a vérifié et confirmé les premiers dires de cet auteur, et chose remarquable, quoi-

que Manget ait indiqué le premier l'emploi du médicament dans ce genre de maladies, tous les observateurs
qui l'ont suivi ne lui ont jamais fait l'honneur de le citer.
Il le méritait pourtant en première ligne, car sur ce
point de pharmacodynamie, il a été dès l'origine plus
complet et plus exact que tous ceux qui sont venus
après lui.

Manget était en relation avec Baglivi et lui avait
communiqué par lettres ses résultats, et c'est sur ce
témoignage, et sur celui de Sherard, médecin anglais,
qu'il avait eu occasion de voir en Italie, que le médecin
italien déclarait l'ipéca un remède infaillible non-seulement dans la dysentérie, comme on le proclamait de
toutes parts à l'envi, mais encore dans les autres hémorrhagies.

En 1714, Horn, dans sa *Botanologia medica*, indique
l'ipéca dans le *mensium fluxus immodicus* : est-ce sous
l'inspiration de Manget? C'est à croire : Horn n'est
qu'un compilateur.

Barbeyrac, dans *Medicamentorum constitutio* (1751), le
conseille dans les grandes hémorrhagies, dans le flux
immodéré des menstrues ou des hémorrhoïdes, ainsi
que dans l'hémoptysie. Dans une thèse dont nous parlerons plus tard (1754), Gianella recommande l'ipéca
comme le meilleur et le plus sûr remède dans les hémorrhagies pulmonaires et utérines. — Vogel l'enre-
gistre dans sa *Matière médicale* (1764).

Il était réservé à Dalberg, médecin suédois, d'appeler
plus particulièrement l'attention des praticiens, par ses
expériences dans les métrorrhagies (1), et par sa mé-

(1) Dalberg publia à cette époque cinq observations dans les *Acta
hafnensia*. L'ipéca était administré à dose réfractée dans la première
observation, un tiers de grain quatre fois par heure. La malade en
prit à peine 1 grain entier. Dans la troisième, 2 grains et quart furent

thode d'employer l'ipéca à dose seulement nauséeuse
(1770) (1).

Cinq ans plus tard, il en écrivait à Murray, se félicitant de plus en plus de l'excellence de sa méthode. — Bergius, Guldbrand, Paulizky, répétaient les expériences de Dalberg, et c'étaient des observations de guérison. — Murray dit aussi avoir guéri une hémorrhagie utérine chez une femme hors l'état de grossesse. — Et résumant les faits, le savant auteur de l'*Apparatus medicaminum* préconise l'ipéca dans les règles profuses, dans la métrorrhagie suite de lactation prolongée, dans celle des femmes grosses et accouchées, dans les hémorrhagies suites d'avortement, et dans celles suites de couches.—Murray prétend avoir vérifié le remède dans ces conditions diverses, et toujours avec succès.

Dalberg l'avait aussi administré avec bonheur dans un cas d'hématurie. — Vicat en cite, de son côté, un exemple. — Tode, Meyer, Aazheim produisaient des observations d'hémoptysies guéries par le médicament. De Meza et Carminati viennent clore la série des observateurs du xviiie siècle, qui attestent la valeur de l'ipéca dans les hémorrhagies. — Notons aussi Starke qui l'a vanté dans ses nombreux écrits sur les accouchements, ainsi que Stoll dans ses *Prælectiones*.

De Haën a cité l'observation suivante pour démontrer la valeur de l'ipéca dans l'hémoptysie :

Observation XII.

Juvenis scilicet viginti annorum, cui corpus gracile phthisicum est, autumno an. 1778, de effectibus variis e sordibus primarum viarum

---

avalés, et dans les deux cas, il suffit de ces doses minimes pour arrêter l'hémorrhagie.

(1) En 1774, Saxtorph, dans sa dissertation *De Sanguine ut fluxu uterino*, publiée à Copenhague même, donnait une observation de métrorrhagie guérie par ipéca.

o.tis questus, me consuluit. — Jam antea pluries, nunc vero quotidie mane, sanguinem tussi ejiciebat, quod vero semper me celavit, donec tandem tertio mane eum conveniens, ipse id viderem. — Sordes primarum viarum jam evacuatæ erant, venæ sectio ex meo consilio instituta, cæteraque, quæ conveniebant, irrito in auxilium vocata : die sexto demum omni horæ quadrante, quartam partem granuli radicis ipecacuanhæ cum saccharo albo propinavi. — Illico hæmoptysis subflaminata assumpto vix grano sesqüialtero radicis, ac nunquam ex eo tempore affectus hæmoptoici redierunt. — Metum phthiseos postea aquæ minerales selteranæ simul subtulerunt. (P. Dehaen, *Prælectiones*, t. II, p. 537.)

Au commencement de ce siècle, Holst donne une observation de métrorrhagie chez une femme, nourrice depuis six mois. La perte avait résisté à divers moyens, lorsque l'ipéca, administré tous les quarts d'heure à un quart de grain, arrête l'hémorrhagie.

L'application de l'ipéca comme antihémorrhagique était, il y a cinquante ans, bien répandu, puisque Jahn disait que la plupart des médecins modernes avaient confirmé les expériences de Dalberg dans les hémorrhagies. (*Praktische Materia medica*; Erfurt, 1814.)

Dans un cas de métrorrhagie asthénique, divers moyens externes avaient été employés inutilement, lorsque fut administré l'ipéca à dose vomitive, pour combattre intercurremment un état de gastricisme. Dès les premières nausées, diminution de l'hémorrhagie qui cessa complétement après plusieurs vomissements. Encouragé par ce résultat, le D' Zengerle a employé la même méthode avec succès dans quatre cas semblables. (*Würtemb., med. Corresp.*, 1834.)

Dans la même année, les Drs Wentzel et Mappes recommandent particulièrement l'ipéca dans les métrorrhagies (*Sanitätsbericht über das Furthensthum Hohenzoellern Sigmaringen.*

Osborne (*Dublin Journal*, 1840) se loue fortement de

l'ipéca dans les métrorrhagies. Il l'a vu réussir dans un cas grave d'épistaxis ; de son côté, Thierfelder le préconise dans les métrorrhagies passives, où, d'après lui, il n'a pas les inconvénients du seigle ergoté qui cause souvent des accidents qui lui sont propres. Dans le même journal, Trenor exprime le regret qu'on ait laissé tomber en désuétude l'emploi de l'ipéca dans les hémorragies. Il cite trois cas graves d'hémoptysie et trois d'hématémèse guéris par ce médicament toujours administré à dose réfractée. Higginbottom (*Lancet*, 1845) a publié une observation de métrorrhagie après délivrance, guérie par ipéca.

Nous l'avons donné plusieurs fois avec succès, dit Trousseau, dans les hémorrhagies utérines, mais surtout dans celles qui se liaient à l'état purpéral. Nous nous rappelons aussi une femme qui avait presque tous les jours des hémoptysies depuis plus de dix-huit mois. Chez elle, tous les moyens connus avaient été vainement essayés ; nous lui administrâmes l'ipéca, et le crachement de sang cessa pendant près de trois mois. (*Traité de thérapeutique.*)

Dans son *Traité de matière médicale*, Folchi cite au sujet des hémorrhagies le passage suivant de Bergius sur la méthode de Dalberg : « Eadem via plures ego fœminas « sanavi, etiam ubi quasdam e protracta hemorrhagia « uteri fere enervatas deprehenderam ; et quod sœpe « miratus sum, curat sic ipecacuanha sine relapsu, « atque adeo agit in hoc morbo *ut verum specificum*; «namque subinde vidi fœminas, post paucas ejusdem « dosis, levatas atque deinceps curatas... » Le médecin romain ajoute avoir vu plusieurs exemples de cette action de l'ipéca dans sa pratique personnelle (*Materia medica*, Milan 1841).

Pereira considère l'ipéca comme un des remèdes les plus sûrs dans *menstruatio nimia*.

De nos jours, Graves a surtout vanté l'ipéca dans l'hémoptysie : je cite le médecin irlandais :

Après la saignée, l'agent auquel vous devez accorder le plus de confiance dans l'hémoptysie est l'ipéca. Donnez-le à doses de 2 grains (10 centigrammes) tous les quarts d'heure, jusqu'à ce qu'il survienne quelque amélioration ; dès lors, faites-en prendre toutes les demi-heures ou toutes les heures, jusqu'à ce que l'hémoptysie soit arrêtée. — Ce serait une erreur que d'attribuer exclusivement l'action hémostatique de ce re-mède à ses effets nauséeux, car l'émétique lui aussi donne des nausées, et pourtant il réussit moins bien. Richter, l'auteur des *German elements of surgery*, a fait connaître le premier cette action spéciale de l'ipéca (1) ; et le Dr Sheridan (de Dublin) a montré qu'on peut également le prescrire avec succès dans l'hématémèse, alors même qu'il détermine le vomissement. Ce précieux agent exerce la même influence sur l'hémorrhagie intestinale, je l'ai constaté bien souvent dans cet hôpital ; je préfère même, à cet égard, l'ipécacuanha à l'acétate de plomb. (GRAVES. *Leçons de clinique médicale*, t. II, p. 213.)

OBSERVATION XIII.

M. C..., d'une forte constitution, âgé de 30 ans, avait joui jusque-là d'une belle santé, quand, en juillet 1830, il éprouva une légère difficulté à respirer, avec un peu de toux, lorsqu'il marchait avec vitesse. Il y fit peu d'attention, l'attribuant à son embonpoint, qui commençait à prendre un certain développement. Un matin, presque en sortant du lit, il fut pris d'un accès de toux, accompagné, par la bouche, d'un flot de sang vermeil. Il continua ainsi à tousser et à expectorer du sang une partie de la journée, et, quand j'arrivai près de lui, il en avait déjà rendu environ 4 pintes. Le premier jour, je lui tirai du bras 24 onces de sang à deux reprises différentes, lui ordonnai la digitale, un laxatif, le repos et la position horizontale. Le lendemain, il se plaignit d'une forte chaleur à la poitrine avec sentiment de constriction et rendit encore quelques crachats sanguinolents. Un large vésicatoire lui fut ap-

(1) Graves fait ici erreur : c'est Dalberg qui est l'auteur de cette méthode nauséeuse ou altérante, comme on l'appelait autrefois. Les Allemands disent encore *Ekelcur*.

pliqué sur le thorax. Dans la nuit suivante, l'hémoptysie revint avec une nouvelle intensité, et il perdit environ 2 pintes de sang; je le saignai de nouveau et lui ordonnai 2 grains de digitale et 1 grain d'acétate de plomb, à prendre toutes les deux heures. Le lendemain matin, retour de l'hémorrhagie : on élève les doses de la digitale et du sel de plomb et on fait prendre une grande quantité de limonade sulfurique. Le moindre mouvement, même celui pour lever la tête, quand on le faisait boire, amenait un paroxysme de toux et de crachement de sang.

Les forces disparaissant rapidement, on ordonne le tartrate d'antimoine à dose nauséeuse. L'hémorrhagie et les autres symptômes les plus alarmants disparaissent immédiatement; mais, au bout de quatre jours, bien qu'on eût donné ce médicament à forte dose, il avait cessé de déterminer les nausées, et l'hémorrhagie avait reparu. On persista encore trois jours dans le même traitement, mais sans plus de succès. Enfin, les bons effets qu'avait produits le tartre stibié me déterminèrent à employer l'ipécacuanha; la première dose arrêta l'hémorrhagie, la toux, la dyspnée. Je lui prescrivis de le continuer et surtout d'entretenir les nausées et de les provoquer quand il sentirait l'hémorrhagie approcher, ce dont il était averti par un sentiment de chaleur dans la poitrine. Le malade persista pendant trois semaines dans ce traitement, et au bout de ce temps, il pouvait déterminer les nausées par une dose d'ipéca aussi faible que celle qu'il employait dès le commencement, et avec cet avantage cependant que ce médicament déterminait une moins grande prostration que l'antimoine et que la transpiration abondante qu'avait excitée ce dernier n'avait pas tardé à disparaître; la guérison fut complète et a persisté depuis. (TURNBULL, *The Lancet*, 1857.)

L'auteur de cette note dit avoir observé plusieurs cas semblables et avec les mêmes succès de l'emploi de l'ipécacuanha, qu'il regarde comme ayant sur le tartre stibié l'avantage de perdre moins vite la propriété de déterminer des nausées et l'habituer moins promptement l'organisme à son action, même lorsqu'il est donné à dose fractionnée.

Quoi qu'il en soit de ces témoignages, et je les ai cités nombreux, je puis affirmer que depuis cinquante ans, on a beaucoup trop oublié dans la **pratique** ordinaire, dans les hémorrhagies en général et dans la métrorrhagie en particulier, la valeur incontestable de l'ipéca.

Déjà il y a bientôt trente ans, Mérat et Delens (*Dict. univ. de matière médicale*) passaient sous silence cette application précieuse, renvoyant à Murray, pour y voir la série des affections où on avait cru ce médicament indiqué, et où *il est délaissé aujourd'hui* par les médecins. Nous venons de voir le peu d'importance que semble lui accorder Trousseau, puisqu'il ne parle que de quelques essais, sans mentionner la tradition antérieure. D'un autre côté, tous les traités d'accouchements modernes que j'ai pu consulter, en France comme à l'étranger, se taisent sur ce point, se contentant du seigle ergoté, et parfois de l'opium, à l'instar des Anglais. Il y a là pour la pratique médicale un oubli regrettable : c'est ainsi que nous nous privons tous les jours de moyens à forces très-positives, soit par ignorance, soit par dédain. Ainsi va la thérapeutique (1).

Il n'en est pas tout à fait de même dans l'école homœopathique, qui est la véritable école conservatrice de toutes nos traditions pharmacodynamiques.

(1) Pour confirmer ce que j'avance et montrer combien la tradition a été oubliée à cet égard, il me suffira de citer le passage suivant d'un ouvrage tout récent au sujet du traitement de la ménorrhagie : « Enfin, nous mentionnerons encore la médication par les vomitifs, comme ayant été recommandée par plusieurs médecins. On administrait l'ipécacuanha et même le tartre stibié à plusieurs jours de distance. Si nous en parlons, c'est *moins dans l'intention* d'en recommander l'emploi que pour rassurer les praticiens contre les dangers des vomitifs chez les femmes sujettes à la ménorrhagie, lorsqu'ils jugeraient leur emploi nécessaire. Frank n'ose pas recommander dans la ménorrhagie les vomitifs, mais il préconise l'usage de l'ipécacuanha à la dose de 5 à 6 centigrammes à la fois, à prendre trois ou quatre fois par jour. C'est dans les mêmes cas également, c'est-à-dire dans les ménorrhagies passives, que ce célèbre professeur de l'ancienne Faculté de médecine de Wilna recommandait la poudre de Dower, dont il dit avoir constaté des propriétés dans un grand nombre de cas. (RACIBORSKI, *Traité de la menstruation*. Paris, 1868, p. 599.)

Toutefois c'est surtout en s'appuyant sur les faits pathogénétiques que Hahnemann dans la préface de la *Pathogénésie de l'ipéca*, indique les hémorrhagies dans les diverses sphères d'action du médicament. Hartmann déclare que c'est un des remèdes les plus importants dans les hémorrhagies après la délivrance; ce que répète Hirschel.

Kafka indique l'ipéca dans les épistaxis d'origine veineuse qui ont lieu dans l'emphysème, dans les épistaxis des enfants, et dans celles qui sont accompagnées de défaillance, pouls filiforme et refroidissement des extrémités; il le recommande également dans l'hémoptysie par stase veineuse, lorsqu'il existe des râles sibilants, une toux sans effort, toux spasmodique provoquant des nausées, oppression, cyanose, fortes palpitations, sueurs froides au visage et aux extrémités; — de même dans les hématémèses avec nausées fréquentes.

La littérature homœopathique offre quelques observations d'hémorrhagies diverses, heureusement traitées par l'ipéca.

Patzak cite trois faits de *menstruatio nimia* arrêtée par ipéca 3ᵉ (*Archiv.*, t. XIX).

OBSERVATION XIV.

Une jeune fille, de la plus belle apparence de santé, avait eu ses règles tout récemment, quatre fois dans l'espace de sept semaines. La dernière apparition fut si forte, que le sang sortait en gros caillots et en liquide noir si abondant qu'il faisait trace, et par suite lipothymie, perte de connaissance, vomissement de mucosités; peau froide, couleur de cire; lèvres bleuâtres, pouls petit, presque insensible. C'était une hémorrhagie par congestion. Ipéca 2ᵉ, 4 gouttes par 120 grammes d'eau distillée, une cuillérée tous les quarts d'heure triompha en six heures de cette hémorrhagie. (TELLER. *Prag. Monatschrift.*, III, p. 101.)

Je viens de traiter récemment une jeune fille de 15 ans, qui avait eu également des règles abondantes et continuelles depuis plus d'un mois. — L'écoulement s'est promptement arrêté avec trois cuillerées par jour d'un verre d'eau additionné de 4 gouttes de teinture d'ipéca. — Il est probable que de plus nombreuses observations viendront confirmer plus tard l'affirmation de Pereira qui considère l'ipéca comme étant un remède des plus sûrs en pareille occasion. — Nous avons déjà cité à ce sujet Zorn et Barbeyrac.

Les observations de métrorrhagie sont un peu plus nombreuses. — Patzak a réussi dans un cas d'hémorrhagie utérine accompagnée de grande faiblesse et de leucorrhée dans les intervalles. — Plus de cent ans auparavant, Gohlius (*Medicina practica*. Lipsiœ, 1735) disait en parlant de l'ipéca : « Medetur hæmorrhagiis « uteri ac fluxui albo, in quo posteriori quasi pro spe- « cifico habetur. »

Vehsemeyer guérit rapidement avec ipéca 1re une métrorrhagie qui avait résisté à divers remèdes, neuf mois durant.

Kallenbach donne l'observation d'une femme heureusement accouchée et délivrée; quoique la matrice fût complétement revenue sur elle-même, elle offrait la dureté d'une boule, et l'orifice utérin ne béant que d'un quart de pouce, il ne s'en produisit pas moins une hémorrhagie assez forte pendant deux heures, pour devenir inquiétante. — Ipéca 1re fut administré à la dose de 5 gouttes toutes les dix minutes; diminution de l'hémorrhagie au bout d'un quart d'heure, apparition des lochies une heure après.

Le même médecin a administré l'ipéca aussi heureusement dans une métrorrhagie suite d'avortement à trois mois. Perte de sang énorme au début, par suite faiblesse extraordinaire, impossibilité de parler, visage couleur de cire, affaiblissement de la vue, envies de vo-

mir, lipothymie lorsque la malade veut se lever. La
perte de sang continue ; secale et ipéca ne font rien ;
l'avortement finit par avoir lieu ; l'hémorrhagie persiste. Deux doses d'ipéca suffisent pour arrêter la perte.
Au bout de vingt-quatre heures, la matrice était revenue sur elle-même.

OBSERVATION XV.

Femme B..., 24 ans, forte et bien constituée, réglée parfaitement depuis l'âge de 15 ans, mariée depuis trois mois, grosse depuis dix semaines, est prise en pleine santé, après avoir lavé toute une nuit, de
douleurs abdominales violentes avec chaleur à l'épigastre, vertiges.
Il survient bientôt une perte avec tiraillements dans les reins, faiblesse
et pesanteur des cuisses, et courbature générale. La malade croit à la
réapparition de ses règles, mais la perte augmente d'heure en heure,
perçant bientôt matelas et paillasse et s'écoulant en abondance sous le
lit. Augmentation des coliques, pâleur du visage ; les yeux sont cernés
de bleu. L'avortement a lieu dans l'après-midi au milieu des plus vives
douleurs. L'hémorrhagie devient plus considérable ; il survient des
maux de cœur avec sécheresse de la bouche et grande soif ; les parents
craignent pour les jours de la malade.

On vient me chercher en toute hâte. La malade était si épuisée qu'elle
pouvait à peine parler. Connaissant l'action rapide de l'ipéca, et me
fondant sur la similitude de quelques symptômes, tels que vertiges,
pâleur du visage, nausées et sentiment de faiblesse épigastique, je lui
donnai une goutte de la seconde dilution.

Au bout de dix minutes, elle sent de la chaleur à l'épigastre ; au bout
de quinze, les douleurs relâchent, et une heure après, l'hémorrhagie
est arrêtée. La nuit suivante, sommeil paisible. Le troisième jour, elle
quitte le lit. (*Annalen der hom. Klinik.*, t. I, p. 271, 1830.)

Kasemann a rapporté aussi une observation d'avortement chez une femme de 40 ans. L'avortement avait eu
lieu quatre semaines auparavant, et depuis cette époque,
il existait toujours une perte légère, lorsqu'il survint
une hémorrhagie foudroyante avec ses symptômes ac-
coutumés, plus des vomissements à la moindre boisson. — Après quelques doses d'ipéca 12e, administré

toutes les quatre heures, cessation des douleurs, des vomissements et de l'hémorrhagie. (*hom. Vierteljahrschrift*, t. VI. p. 68.)

Notons encore cinq observations d'hématémèse de Bethmann, d'Emmrich et de Goullon. Ce dernier en a donné trois pour sa part, ce sont les plus intéressantes.

Une jeune fille est prise en pleine santé, à la suite d'un violent chagrin, de pression épigastrique, dyspepsie, nausées ; huit jours après, à la suite d'une contrariété, vomissement de sang caillé, puis liquide, deux livres environ. Pâleur, absence de pouls, lipothymie ; second vomissement de sang d'une demi-livre environ. — Ipéca 1re dans une once d'eau distillée, une cuillérée à café toutes les demi-heures. Vomissement sanguin après la seconde dose, suivi de soulagement. Une heure après, mucosités sanguinolentes ; deux heures après, simples mucosités. — Guérison en peu de jours. — Le Dr Goullon cite deux autres cas semblables. (*Zeitschrift fur hom. Klinik.*)

OBSERVATION XVI.

Le 2 juillet 1832, je fus appelé en toute hâte auprès de la femme D.., qui, depuis la veille au soir, souffrait de pissements de sang considérables ; elle était faible, épuisée, comme morte.

La malade était âgée de 54 ans. Toujours bien portante auparavant et douée d'une constitution robuste, elle n'avait jamais fait de maladie grave. Depuis six ans, l'écoulement menstruel avait cessé, sans lui causer d'incommodités ; elle n'avait jamais encore souffert de pertes.

Elle avait fait un voyage quelques semaines auparavant, pendant lequel elle s'était refroidie, et depuis quelques jours elle se sentait du malaise par tout le corps. La maladie s'était déclarée le 1er juillet. La malade se sentait très-faible ; il lui était presque impossible de changer de place ; vertiges, idées confuses, maux de reins cruels ; chaleur dans le bas-ventre, comme si on lui versait de l'eau chaude dans les intestins. Vers le soir, violente douleur dans la région ombilicale et sur la vessie, avec besoin d'uriner. Bientôt après émission d'une urine brûlante qui, lorsqu'elle la regarda, consistait en sang liquide et caillé. Sa faiblesse augmenta et elle dut se coucher. Elle mangea le soir un peu de soupe sans appétit. Selle régulière; sommeil de plusieurs heures, la nuit, mais plein de rêves et non réparateur. Dans la nuit, elle dut uriner trois fois, et chaque fois au lieu d'urine, elle rendit du sang, une demi-chopine environ. .

Le 2, elle voulut se lever, mais elle était si faible qu'elle ne put se tenir debout. Ses pieds étaient comme paralysés et tout froids, sa tête très-lourde; elle ne pouvait rester assise ; elle eut un nouveau pissement de sang plus fort que le précédent et suivi d'une défaillance. Pâleur mortelle.

Je trouvai le pouls à peine sensible, les extrémités froides; la malade pouvait à peine parler, elle se plaignait de pesanteur dans la tête, de malaise et d'envies de vomir, de pression dans le creux de l'estomac, de douleur dans le bas-ventre et dans les reins, de pesanteur et de froid dans les pieds, de besoins d'uriner continuels.

Je reconnus la maladie pour une hématurie. Un linge blanc, trempé dans le sang, me convainquit que l'écoulement consistait en sang pur.

Je donnai : ipéca 2ᵉ; gouttes, 1. Le malaise augmenta. Il n'y eut pas de vomissement. Une heure après, émission d'urine claire. Au bout de trois heures, la malade put se lever; elle ne souffrait plus. Il n'y a pas eu de rechute. (GASPARY, *Annalen des hom. Klinik*, t. III, p. 421.)

Tels sont les faits cliniques qui viennent militer en faveur de l'application de l'ipéca dans les hémorrhagies. — Cet *usus in morbis* a-t-il sa raison d'être, ou son indication dans les faits physiologiques? Se trouve-t-il justifié par la loi de similitude? Quoique peu nombreux, il existe un certain nombre de faits pathogénétiques qui viennent corroborer ici la thèse du *simile*.

L'hémoptysie causée par l'ipéca a été successivement signalée par Homberg, Geoffroy, James, Scott, Murray et Martius ; l'épistaxis par Lémery, Geoffroy, Scott, Murray et Martius ; les déjections sanguinolentes par Scott; les urines sanglantes par le même ; Hahnemann indique dans sa pathogénésie l'urine rouge. Tous ces faits déjà rapportés dans ce mémoire suffisent-ils pour avoir autorisé Hahnemann à dire dans une note de sa pathogénésie que l'ipéca a pour action primitive de produire des hémorrhagies par toutes les ouvertures du corps? Il s'est fondé probablement sur tous les faits pathogénétiques affirmés avant lui, et probablement sur l'observation déjà citée de Scott, où l'on voit se produire sous l'influence de l'ipéca *inhalé* des hémorrhagies menstruelles (1), de l'hémoptysie, de l'hématurie et des selles sanguinolentes. Quel que soit le petit nombre de faits, il est certain que l'application de l'ipéca dans le traitement des hémorrhagies parle assez haut pour valider ici la loi de similitude; il n'en faut pas moins souhaiter qu'un plus grand nombre de faits physiologiques soient produits dans l'espèce, et il faut faire ici comme Attomyr, qui, vû l'*usus in morbis*, déclare que les métrorrhagies sont dans la sphère de l'ipéca, quoiqu'on n'ait pu encore citer qu'un seul fait physiologique : c'est celui de Scott. Toutefois que si la loi de similitude brille d'une évidence lumineuse en ce qui touche l'asthme, il faut avouer qu'il n'en est pas de même, vu la rareté des faits, pour ce qui regarde les hémorrhagies. L'étude plus attentive des faits pathogénétiques et même des expériences directes pourront plus tard compléter le déficit actuel.

Et ce qui doit confirmer de beaucoup la valeur thérapeutique de l'ipéca dans les hémorrhagies, c'est que Bönninghausen l'indique, en première ligne, dans l'hématémèse, dans les évacuations intestinales san-

(1) Il est remarquable de voir Linnée, dans sa matière médicale, accorder à l'ipéca des propriétés emménagogues.— Au point de vue de la loi de similitude, si ce médicament est ménorrhagifuge, il doit être nécessairement ménorrhagigène, c'est-à-dire emménagogue.—C'est l'histoire de la rue et de la sabine qui physiologiquement produisent des fluxions sanguines sur l'utérus, à raison de leurs vertus emménagogues et qui en même temps sur le terrain clinique, sont des moyens précieux pour combattre les hémorrhagies utérines.

guinolentes, dans les règles en avances trop abondantes, dans la métrorrhagie et la perte de sang hors
des règles ; dans l'avortement, dans l'hémoptysie en
général, dans les hémorrhagies. Quant à l'épistaxis il
n'y a là qu'une indication de second ordre.

Un dernier et précieux témoignage, c'est encore celui de
Schneider qui admet comme troisième forme des maladies médicinales de l'ipéca, l'hémorrhagie en général,
dans laquelle il comprend l'épistaxis, l'hémoptysie, la dysentérie, l'hématurie et la métrorrhagie.

IV

Schneider pose, comme première forme de maladie d'ipéca, le catarrhe du tube digestif, soit comme catarrhe stomacal (gastrose pure, ou fièvre gastrique rémittente ou intermittente), soit comme catarrhe intestinal (diarrhée), soit comme catarrhe gastro-intestinal (choléra). C'est là pour l'ipéca une sphère d'action étendue. Partant de ces grandes lignes auxquelles nous ajouterons quelques embranchements, nous allons parcourir successivement les maladies diverses qu'on peut rattacher anatomiquement au tube digestif, et dans lesquelles la racine du Brésil a été employée avec efficacité.

Maladies de l'estomac. L'embarras gastrique est synonyme de l'état saburral, du catarrhe stomacal. L'usage journalier que l'on fait de l'ipéca à dose vomi-purgative dans le monde allopathique est au fond une preuve de l'action salutaire du remède en pareille circonstance. Desbois de Rochefort le préconise contre l'embarras gastrique; Alibert, dans les affections de l'estomac; Vogt, dans les souffrances gastriques; Clarus dans le catarrhe stomacal.

On a même cité, dans le *Journal de Hufeland* (1809), un cas d'hypochondrie guérie par l'ipéca : il s'agit d'un homme à vie fort sédentaire qui toutes les six ou huit semaines tombait dans un état d'anorexie et d'hypochondrie, avec pression, tension et ballonnement épigastrique, en même temps que constipation ; il y avait aussi dégoût et impuissance de travail, humeur et anxiété hypochondriaques. Ces accidents étaient précédés de nausées et de tendance à la diarrhée. Guéri en deux jours par un quart de grain administré toutes les deux heures. L'affection revint beaucoup plus rarement qu'auparavant et céda toujours à l'emploi du même moyen.

On l'a même conseillé dans les maladies chroniques de l'estomac, dans les formes névrosiques et douloureuses des affections de ce viscère. C'est ainsi que Daubenton le déclarait spécifique dans les langueurs d'estomac, dans la gastralgie chronique. Bertele le conseille dans les crampes d'estomac, Sachs, Dulk et Vogt dans la cardialgie. Fréd. Hoffmann l'indiquait dans le vomissement pituiteux, et Gesenius, dans la goutte intestinale avec vomissement (1).

L'ipéca, qui fait vomir, devait amener les homœopathes à l'appliquer dans les maladies d'estomac avec vomissement. « L'action de l'ipéca, disait Hahnemann dans son *Essai sur un nouveau principe*, est surtout manifeste dans le penchant chronique aux vomissements sans matières. On l'administre alors à des doses très-faibles pour provoquer de fréquentes nausées, et à chaque nouvelle dose les envies de vomir se reproduisent plus rarement, et finissent même par cesser. »

Lobethal le recommande dans les constitutions nerveuses affaiblies et dans le cas de langue nette ; aussi dans les nausées et efforts des hystériques, dans les vomissements matinaux des personnes faibles et sujettes

(1) Ray, médecin et botaniste, disait, lors de l'introduction du médicament en Europe au commencement du siècle dernier : *Ipeca.... non solum in dysenteria, sed etiam in affectibus ventriculi datur optimo successu.* (J. Ray. — *Historia plantarum.* — Londini, 1704.)

aux eaux chaudes, dans les nausées des fièvres nerveuses, ou qui surviennent après une indigestion.

L'ipéca figure parmi les principaux médicaments de l'indigestion. « Il convient, dit mon savant ami Jousset (1), à la plupart des cas et à toutes les périodes de la maladie : nausées avec malaise, pâleur, refroidissement, vomissements, diarrhée. On administre une dose toutes les demi-heures, soit dans de l'eau, soit à sec, si les boissons répugnent. La 6ᵉ dilution est celle que j'ai le plus souvent employée. Tout à fait au début ce médicament peut arrêter la maladie, même avant le vomissement. »

D'après Cl. Muller, le catarrhe stomacal réclame l'ipéca dans le cas de dégoût de toute nourriture et du tabac, avec vomissements, coliques et diarrhée, la langue restant toujours nette, malgré les nausées et les vomissements. L'ipéca convient encore dans les souffrances de l'indigestion, suite d'une surcharge de l'estomac par une trop grande quantité d'aliments. D'une manière génerale, l'ipéca est indiqué encore dans le vomissement de matières alimentaires, de mucosités, d'eau et de sang, ainsi que dans le vomissement chez les nourrissons. Le vomissement accompagné de dévoiement est aussi une indication d'ipéca.

Les homœopathes ont surtout recommandé l'ipéca dans les vomissements de la grossesse (Muller, Rummel, Schreter, Rau et Knorre). Schreter a guéri avec ipéca 200ᵉ en quelques jours une femme grosse de sept

____

(1) *Éléments de médecine pratique.* Paris, 1868. — Le Dʳ Jousset, en publiant cet ouvrage, vient de doter la littérature homœopathique française d'un livre qui lui manquait. C'est non-seulement un traité consciencieux de thérapeutique hahnemannienne ; mais c'est de plus une œuvre de pathologie remarquable. Espérons que ce livre ouvrira les yeux à un grand nombre de médecins et fera de nouvelles conquêtes à l'école de Hahnemann.

mois, vomissant nuit et jour tous ses aliments, tandis que Rau a donné dans les mêmes vomissements une goutte d'ipéca en teinture mère toutes les deux ou trois heures. Il se félicite beaucoup de ce traitement homœopathique qui ne lui a jamais fait défaut, les vomissements s'arrêtant habituellement dès le second jour.

Dans le vomissement nerveux, dit le Dr Jousset, *ipéca* est indiqué contre les vomissements fréquents avec état nauséeux continuel; la diarrhée est un symptôme qui confirme l'emploi de ce médicament. Doses : de la teinture mère à la 6e dilution.

Kafka recommande l'ipéca à côté de l'arsenic, du china et de la noix vomique dans les cardialgies à forme typique.

Dysentérie. C'est surtout comme antidysentérique que la racine du Brésil a été révélée à l'ancien continent ; aussi dès son apparition reçut-elle le nom de *radix antidysenterica;* c'est même par ses succès contre cette maladie qu'elle fut créditée et lancée dans la pratique.

On sait que le médecin Helvétius fut mis au courant de l'arcane par le marchand droguiste Grenier qui en avait rapporté 150 livres d'Espagne. A la suite d'expériences favorables faites à l'Hôtel-Dieu de Paris, Louis XIV acheta le secret, combla d'honneurs et d'argent l'avide exploiteur, lui en laissa même le monopole au détriment de Grenier qui, trompé dans ses espérances, plaida avec Helvétius et fit connaître l'ipécacuanha, en le livrant publiquement au commerce. Le ministre Louvois en pourvut les armées du grand roi pour combattre heureusement la dysentérie épidémique, et tous ces faits grandissaient la renommée de l'ipécacuanha. Deckers le prônait en Belgique (1694). En même temps Justel, bibliothécaire du roi d'Angleterre, informait

Leibnitz des résultats merveilleux obtenus à l'aide du nouveau médicament, et l'illustre philosophe ne dédaignait pas d'écrire, dans les *Actes des curieux de la nature*, une lettre pour faire connaître en Allemagne les propriétés insignes de l'ipéca (1696). La thèse du professeur Wedel sur ce médicament (1705) finit par vulgariser la racine du Brésil dans le monde des praticiens.

A la fin du XVIIIe siècle, après les nombreuses expériences faites sur l'ipéca contre la dysentérie, Murray posait les indications du médicament, en faisant observer que sa réputation antidysentérique n'avait point faibli, et qu'il était permis déjà de préciser avec soin le stade de la maladie où le remède se trouvait plus applicable. Je me contente de citer ici MM. Trousseau et Pidoux qui ont copié textuellement Murray, sans indiquer la source :

—Administré à temps, c'est-à-dire dans les premiers jours de la maladie, quand les évacuations sont encore ensanglantées et que rien n'indique la gangrène de la membrane muqueuse, ce vomitif calme les coliques, diminue le nombre des déjections et l'abondance de l'exhalation sanguine. On revient au même moyen deux ou trois fois, en laissant six, douze, vingt-quatre, quarante-huit heures d'intervalle, suivant l'effet qu'on a obtenu par la première administration du remède. Enfin, il ne faut pas craindre de donner de l'ipécacuanha après huit, quatorze jours, et même davantage, si les accidents dysentériques n'ont pas eu une grande gravité, et si cependant la santé générale et surtout les fonctions digestives restent profondément troublées. (Trousseau et Pidoux. *Traité de matière médicale.*)

Le Dr Cunningham, chirurgien militaire aux Indes dans les possessions anglaises, y a traité la dysentérie aiguë à de très-fortes doses d'ipéca : d'abord application de cataplasmes laudanisés à l'épigastre pour préparer l'estomac à l'action du remède ; une heure après, administration de poudre d'ipéca à la dose de 4 à 6 grammes. Bientôt il survient des nausées, mais le vomissement n'a guère lieu qu'au bout d'une heure ou deux. Sous l'influence des nausées, il se produit une forte sueur par tout le corps ; le pouls devient plein, plus mou et moins fréquent ; le visage perd son expression de souffrance ; le ténesme et les coliques s'apaisent, et les évacuations diminuent pendant douze et vingt-quatre heures. Lorsque les nausées cessent, le malade se trouve énormément soulagé, quoique affaibli. Les selles ont lieu sans douleur, les matières sont liquides, sans traces de sang ni de mucosités ; et déjà il apparaît de petites quantités de fèces à l'état normal. Si les évacuations dysentériques reparaissent, on recommence le remède ; bouillon de poulet et arrow-root pour tout régime. Il n'est pas besoin d'autres remèdes pour achever la guérison. Par cette méthode de l'auteur, on évite d'après lui les maladies consécutives à la dysentérie aiguë, comme les affections du foie et la dysentérie chronique. (*Edinb. med. journal*, 1861.)

Dans son *Traité* récent sur la dysentérie (1863) M. Delioux, de Savignac, est revenu sur la question : c'est à peu près le seul moderne qui ait un peu révisé les titres de l'ipéca. L'importance du sujet exige que l'auteur soit cité un peu longuement.

M. Delioux fait observer que la méthode des infusions comme préparation d'ipéca est la plus réalisable, — que Marcgrave et Pison l'avaient signalée comme la plus usitée au Brésil ; qu'Helvétius avait employé ce mode d'administration ; que la méthode brésilienne était tombée dans un oubli presque complet, lorsque Segond, chirurgien de a marine, la rappela à l'attention, il y a plus de trente ans.

Cette méthode brésilienne consiste à verser 300 gr. environ d'eau bouillante sur 2 à 8 grammes de poudre d'ipéca. On laisse infuser douze heures. Au bout de ce temps on décante pour jeter sur le marc une nouvelle dose d'eau bouillante. On fait encore une troisième et rarement une quatrième infusion.

La première infusion détermine presque constamment le vomissement, en augmentant le nombre des selles. La deuxième provoque surtout des nausées, en diminuant souvent les selles. La troisième ne produit ordinairement ni nausées ni vomissements ; le nombre des selles diminue ou reste stationnaire.

Il n'est pas rigoureusement nécessaire, fait remarquer M. Delioux, de rechercher ces évacuations ; et c'est même la plus remarquable propriété de l'ipéca dans la dysentérie, de moins augmenter le nombre des évacuations que de les modifier dans leur nature. Ce médicament détermine souvent, avec plus de rapidité et d'une manière plus durable qu'à l'aide des purgatifs, le retour du caractère fécal des matières ; aussi, en commençant la médication par l'ipéca, peut-on obtenir une amélioration si prompte que les purgatifs deviennent ultérieurement inutiles. Ici, ce médicament semble plutôt agir comme altérant.... Cela étant, il devait y avoir plus de bénéfice à faire tolérer l'ipéca, puisqu'il agit comme altérant, qu'à l'administrer de façon qu'il devînt un vomi-purgatif, et c'est pourquoi M. Delioux, au lieu de faire boire les infusions d'ipéca en un seul coup ou à coups rapprochés, les administre par cuillerées, distancées d'intervalle d'autant plus longs que l'estomac est plus disposé à les rejeter. Sa proportion est de 4 grammes de poudre pour 300 grammes d'eau bouillante.

C'est Segond, médecin de la marine, chargé du service médical à Cayenne, qui a remis en honneur, il y a plus de trente ans, la méthode brésilienne. Sa méthode était réellement préférable à celle de M. Delioux, au point de vue de l'atténuation des doses. Il donnait le premier jour 6 cuillerées d'une décoction contenant seulement 24 grains d'ipéca ; 4 cuillerées le deuxième jour d'une décoction faite sur le marc de la première, et 3 cuillerées le troisième jour d'une décoction faite sur le marc de la seconde. La formule de M. Delioux a en outre l'inconvénient majeur d'altérer la pureté de l'expérimentation par l'addition de sirop d'opium et d'hydrolat de cannelle. (Voir l'article de Segond dans le *Journal hebdomadaire*, 1835.)

« Que l'on se souvienne, dit encore M. Delioux, qu'une quantité exagérée d'ipéca fatigue le malade sans aucun bénéfice, si même elle n'exaspère la maladie. Les résultats de cette médication sont souvent très-remarquables par leur promptitude et leur efficacité. L'ipéca a, dans l'espèce, une valeur comparable à celle de la quinine dans les maladies périodiques. Je ne m'exagère nullement sa puissance, puisque je suis le premier à reconnaître que la violence ou l'opiniâtreté du mal la tient souvent en échec ; mais il n'en importe pas moins de le rappeler avec instance à une génération qui a trop oublié les services qu'il a rendus à celle qui l'ont précédée ; il échoue d'ailleurs d'autant moins qu'on le manie mieux, et il reste encore le remède qui réussit le plus souvent dans la dysentérie, et qui s'y adapte au plus grand nombre des cas. »

M. Delioux conseille l'ipéca au début dans les dysentéries légères, dans les formes inflammatoires et bilieuses ; il met en première ligne les moyens hémostatiques ordinaires dans la forme hémorrhagique ; toutefois il revient à l'ipeca si l'hémorrhagie est médiocre ; il l'administre même quelquefois dans la dysentérie chronique, dans les moments de recrudescence. Quelquefois même, en l'absence d'exacerbation, mais après impuissance constatée des autres médications, il lui est arrivé d'instituer celle par l'ipéca à moindre dose qu'à l'état aigu, pendant plusieurs jours, comme s'il s'agissait d'une dysentérie aiguë, et cela avec succès ; souvent alors la maladie marchait plus rapidement à la guérison. Dans l'opinion de l'auteur, l'ipéca est, de tous les médicaments, celui qui convient à la plus grande généralité des cas de dysentérie.

J'ai cité avec complaisance M. Delioux, parce qu'il confirme une tradition plus que séculaire sur l'emploi de l'ipéca dans la dysentérie, parce que la méthode brésilienne et sa méthode propre sont un pas vers le principe de l'atténuation des doses, parce qu'en outre il rend hommage aux effets purs ou dynamiques du médicament, en établissant, à l'opposé de MM. Trousseau et Pidoux, qu'il n'y a pas de bénéfice à administrer l'ipéca comme vomi-purgatif, et qu'il y a plus d'avantage à le donner à dose altérante, pour me servir du langage courant. Pourquoi ce médecin distingué n'a-t-il pas abaissé encore les doses du médicament ? Il aurait facilement constaté, sur le terrain des dilutions homœopathiques, des effets curateurs tout aussi positifs et évidents qu'à dose vomi-purgative ou altérante.

Quittons maintenant le monde allopathique pour interroger l'homœopathie sur l'ipéca antidysentérique.

Il est remarquable que Hahnemann ait protesté contre
l'opportunité de ce médicament dans la dysentérie. Dans
l'origine, dit-il, la racine d'ipéca fut apportée en Europe comme remède pour les dysentéries qui règnent
pendant l'automne. Il y a maintenant près de cent trente
ans que Leibnitz l'a recommandée contre ces affections,
et qu'on en abuse, d'après la fausse conclusion que,
parce qu'elle guérit certaines diarrhées, elle doit aussi
convenir dans les dysentéries, quoique celles-ci soient
précisément le contraire de la diarrhée, c'est-à-dire des
selles liquides et trop abondantes. On a cependant fini
par revenir sur son compte, l'ignorance ayant démontré mille et mille fois qu'elle ne convient pas le moins
du monde à la dysentérie. Tant d'essais malheureux,
qui ont coûté la vie à tant de malades auraient pu être
tous évités si l'on avait commencé par rechercher quels
sont les effets purs et particuliers de l'ipécacuanha, quels
sont les états morbides qu'il a par lui-même le pouvoir
de faire naître chez l'homme bien portant, et quelles
sont en conséquence les maladies qu'il a la puissance de
guérir, à cause de leur analogie avec ces états morbides. On aurait vu qu'il n'est propre qu'à diminuer
l'abondance du sang, et quelques espèces de douleurs
abdominales dans la dysentérie, mais qu'il n'est nullement apte à faire cesser tous les autres symptômes bien
autrement essentiels de cette affection, puisqu'il n'a pas
la faculté d'en provoquer d'analogues. —

Moins sévères que le maître, les disciples de Hahnemann qui ont étudié ce médicament ont limité l'action
de l'ipéca; la majorité, du reste, paraît l'avoir négligé
dans son emploi antidysentérique.

Quoique le ténesme, symptôme dominant de la dysentérie, ne soit pas un symptôme pur de l'ipéca, il n'en
est pas moins avéré pour M. Teste que le médicament a

plus d'une fois fait cesser le ténesme, sinon dans la véritable dysentérie d'automne, du moins dans certaines
diarrhées. Il avoue du reste n'avoir réellement réussi
dans la dysentérie qu'avec le concours de petroleum.

Henke a vu l'ipéca guérir promptement, dans une épidémie de dysentérie caractérisée par des nausées, des
vomissements, douleur à l'épigastre, céphalalgie fron-
tale pressive, langue chargée, ténesme, diarrhée muqueuse et fétide, avec exacerbation du soir (*Prakt. Bei-
traege*).

Kafka reconnaît à l'ipéca une action prompte, dans
les cas de coliques douloureuses avec maux de cœur
continuels et nausées.

En somme, les homœopathes n'ont pas accordé une
grande importance à l'ipéca dans la dysentérie, influen-
cés par l'opinion de Hahnemann, opinion fondée avec
raison sur la pauvreté des symptômes dysentériques du
medicament. D'un autre côté, riches par leurs pathogénésies de médicaments de premier ordre, comme le
solubilis et le sublimé corrosif, ils n'avaient pas besoin
de recourir à un médicament assez souvent infidèle,
médicament paraissant appartenir plutôt au début de la
maladie, dans le cas de symptômes gastriques, et de
forme peu grave de la maladie.

Je n'ai jamais eu à soigner que des cas isolés de dysentérie; dans quelques cas j'ai été très-satisfait de l'emploi de l'ipéca lorsque les selles étaient purement sanguinolentes; mais j'ai été surtout émerveillé de la
sûreté et de la promptitude d'action du sublimé, ou
mercurius corrosivus. Il y a là une spécialité d'action remarquable, et c'est un des cas morbides où l'on peut
cliniquement se convaincre le mieux de l'efficacité
d'action des doses infinitésimales (1).

(1) L'idée de la dysentérie, dit M. Teste, est, dans l'esprit de quel-

Il existe entre les deux écoles rivales une différence notable pour le traitement de la dysentérie.

Tandis que M. Delioux, par exemple, veut ressusciter la racine antidysentérique en en proclamant l'excellence, d'un autre côté il semble proscrire, pour son compte, le calomel si vanté à juste titre par les Anglais.

En même temps, l'école homœopathique accorde peu d'importance à l'ipéca, et rend hommage aux travaux des médecins de l'Inde en préconisant, en première ligne, les mercuriaux sous la forme du mercure soluble et du sublimé. — L'école homœopathique s'est basée, avec juste raison, sur la physiologie des deux médicaments : dans le premier, faible homœopathicité ; dans le second, homœopathicité parfaite, et, en outre, la clinique est venue ici donner complétement son criterium.

M. Delioux est peu favorable au calomel, parce que, suivant lui, s'il a le fâcheux privilége d'exposer à la sali-

quès-uns de nos confrères, tellement inséparable du mercure corrosif, qu'il m'a semblé qu'elle se présentait à eux comme un épouvantail, toutes les fois que j'ai eu l'occasion de leur proposer l'emploi de ce médicament, dans des cas où il n'existait ni flux de sang, ni ténesme, ni aucun autre genre de désordre du côté des voies digestives. Qui ne sait pourtant que, lorsqu'il est franchement indiqué (par exemple dans des cas de syphilis récente chez des hommes), le sublimé, même à *petites* doses allopathiques, amène le plus souvent la guérison, sans provoquer le plus léger symptôme dysentérique. (*Systématisation de la matière médicale homœopathique.*)

Je ne puis qu'assentir complétement à ce que dit M. Teste sur les petites doses allopathiques. Voilà bientôt quatre ou cinq mois que j'administre tous les jours dans mon service d'hôpital, section des militaires vénériens, la liqueur de Van Swieten, à la dose de 10 grammes matin et soir, et je n'ai pas encore vu le moindre accident dysentérique. Ces accidents là sont très-exceptionnels ; j'en ai vu cependant plusieurs fois, lorsque j'étais chargé du service de clinique interne de 1852 à 1858. Au-dessous des doses toxiques, le médecin peut et doit suivre tous les degrés de l'échelle posologique. On guérit à toute espèce de dose, *omni dosi.* C'est être dans le faux, que de rester exclusivement en haut, au milieu, ou au bas de l'échelle. Notre posologie est un immense clavier dont il faut parcourir les diverses touches, suivant les maladies et les individus.

vation, il ne produit peut-être nulle part plus facilement
que dans le cours de la dysentérie ce résultat qui,
quoi qu'on en ait dit, n'est qu'un inconvénient et jamais
un avantage.

C'est la faute de la dose et non du remède. Ici M. Delioux est amené à se priver du meilleur médicament de
la dysentérie par l'abus même des doses. Tout le secret
est de jouer à la baisse, même jusqu'aux doses infinitésimales ; et c'est ainsi que tous les jours, en allopathie,
on se voit obligé de rejeter les médicaments les mieux
appropriés parce qu'on s'entête dans une posologie
étroite et souvent dangereuse. Quand donc les allopathes
comprendront-ils qu'on peut et qu'on doit élargir la
posologie ? Il y a longtemps qu'ils persistent dans cette
erreur ; il serait bien temps pour eux d'en sortir. Mais
ce serait passer à l'homœopathie, et l'on ne veut pas en
entendre parler ; il faudra bien pourtant, tôt ou tard,
qu'on y arrive.

Diarrhée. Ce que nous avons dit de la dysentérie doit
faire pressentir le rôle de l'ipéca dans la diarrhée. —
Dès l'origine, l'ipéca avait été recommandé contre cette
dernière affection, puisqu'on l'avait employé avec succès
contre les flux de ventre de toute nature : *Medetur etiam
reliquis speciebus* (Gohlius).

On voit, dans les *Acta berolinensia*, l'ipéca conseillé au
début des varioles, *ubi abs diarrhæa eruptio retardatur*.

Vogel, Bergius, Desbois de Rochefort, l'ont indiqué
contre cette maladie (1) ; d'autres l'ont vanté contre la

(1, Plusieurs auteurs de matière médicale, Schmidt, Alibert, Barbier. etc...., ont répété à l'envi que l'ipéca agissait d'autant mieux que
sa racine était plus pulvérisée. Venel et Carrette ajoutaient que l'ipéca
est de toutes les drogues végétales celle qui a le privilége d'aller seule.
Ainsi, à propos de ce médicament, l'école allopathique a rendu hommage en un sens au dynamisme médicamenteux dû à l'extrême division,
comme aussi à l'unité de médicament.

forme chronique et rebelle, comme Monch, Voigtel, Arnemann et Vogt ; Sachs et Dulk, contre la diarrhée nocturne. C'est surtout Fothergill, médecin anglais du siècle dernier, qui a insisté sur cette application. Clarus, plus récemment encore, le conseille dans le catarrhe intestinal. Il est notable que la plupart ont conseillé l'ipéca à dose réfractée (1).

Les homœopathes ont beaucoup mieux précisé l'emploi de l'ipéca dans la diarrhée.

L'ipéca, dit Lobethal, est souverain dans un grand nombre de diarrhées dues au refroidissement ou à des émotions morales, diarrhées sans douleur, dont les matières sont fermentées, blanchâtres ou muqueuses. Ce même médicament, à la seconde et troisième trituration, convient aussi chez les enfants atteints de diarrhée pendant la dentition, diarrhée jaune, blanchâtre ou verte, sans douleur comme sans anxiété et sans amaigrissement, mais pouvant amener des suites sérieuses par sa persistance.

L'ipéca est indiqué dans la diarrhée jaunâtre avec nausées, avec vomissements, salivation, faiblesse, somnolence, pâleur du visage, ténesme et douleur dans le rectum (C. Müller).

D'une manière plus générale, l'ipéca convient dans la diarrhée, selles sanguinolentes (Boenninghausen, etc.) ; dans le cas de selles vertes ou bilieuses, de selles noirâtres, et dans la diarrhée avec ténesme (C. Müller), ainsi que dans les diarrhées avec vomissements et les cholérines légères, suites d'indigestion (*id*).

Dans la forme bénigne de la diarrhée, ipéca au début,

(1) De même Michaelis, dans son traité *de Angina polyposa*. — « Ante « aliquot menses, quum diarrhæa Hannoveræ grasseretur, in dysente- « riam nonnunquam transiens, expertissimus Wichmannus sæpius cum « fructu granum dimidium ipecacuanha cum drachma dimidia ma- « gnesiæ alba adhibuit. » — (Dehaën, *Prælectiones*, 1784.)

quand il y a des nausées ou des vomissements ; il en est de même de la forme commune (Jousset).

Choléra. De tous les médicaments employés par l'école allopathique contre cette redoutable maladie, l'ipéca est un de ceux avec lesquels elle a obtenu le plus de succès. Il est fâcheux que, dans son ignorance ou dédain des médicaments homœopathiques, elle n'ait pas abordé l'arsenic, le veratrum, etc., qui ont si souvent réussi entre les mains des disciples de Hahnemann.

Je vais laisser ici la parole au Dr Fabre qui a résumé assez bien tout ce qui concerne l'ipéca dans son application au choléra par les allopathes.

— Alibert, Desgenettes, Husson, Baudelocque, Jadelot, MM. Andral, Gueneau de Mussy, en 1832, des médecins étrangers et entre autres M. Draut, de Vienne, disent avoir obtenu des succès par ce moyen.

« Au début, dit M. Draut, lorsqu'il y a des symptômes gastriques, ou quand même sans ces symptômes, les malades rapportent l'origine de leur mal à un repas mal digéré, je prescris tous les quarts d'heure 10, 15 grains de poudre d'ipécacuanha, jusqu'à ce que le vomissement s'ensuive. Quand le choléra n'a pas une grande intensité, il survient des évacuations critiques, et la guérison est opérée en trente-quatre ou trente-six heures. J'emploie encore ce moyen en l'absence même des indications susdites, chez les sujets à constitution molle, à pléthore veineuse; mais, si rien n'indique l'emploi de l'ipécacuanha, je donne un huitième ou un demi-grain de camphre toutes les demi-heures ; ce médicament a l'avantage de relever le pouls, de répandre de la chaleur sur le corps et de favoriser la diaphorèse. »

Quant à nous, l'ipécacuanha nous a paru avoir quel-

quefois fait avorter la maladie, lorsqu'il a été employé
dans les prodromes qui révèlent l'existence d'un trouble,
d'un embarras dans les voies digestives.... Il ne convient pas si la face est rouge, les yeux injectés, s'il y a
des éblouissements, en un mot des accidents cérébraux
qui masquent quelquefois le début de la maladie.

« L'ipécacuanha convient encore, lorsqu'il existe des
vomissements et des déjections blanchâtres, accompa-
gnés de crampes et d'un refroidissement commençant
des extrémités. Il a pour effet alors de modifier les évacuations, de rétablir la secrétion biliaire et de déterminer une réaction douce et modérée.

« Il a quelquefois réussi dans la cyanose, lorsqu'il a pu
produire les vomissements ; mais nous devons dire que
souvent cet effet a manqué, et que les malades ont suc-
combé...

« M. Briquet dit l'avoir employé avec quelque avantage
comme diffusible très - énergique à la dose de deux
grammes divisés en quatre paquets de demi-heure en
demi-heure. Il a arrêté quelquefois les vomissements
selon l'axiome d'Hippocrate : *Vomitus vomitu curatur*.
Il faut alors quelquefois répéter la dose.

« D'après M. Gendrin, on peut poser en règle qu'il faut
administrer l'ipécacuanha dans les prodromes choléri-
ques, dans la phlegmorrhagie, et même dans la cyanose commençante lorsque le choléra marche avec len-
teur, que les évacuations diarrhéiques sont dominantes,
et qu'il existe tous les symptômes d'un état saburral
ajoutés à ceux qui caractérisent le choléra...

« Dans le choléra sporadique et la cholérine, l'ipécacuanha peut être aussi employé avec avantage. M. J.
Guérin dit en avoir obtenu des succès presque constants
en 1849 à dose vomitive. «(Fabre, *Choléra morbus*. Paris,
1854).

Tous ces faits cités par Fabre sont antérieurs à l'épidémie de 1854. A propos de cette dernière, Nylander, médecin étranger, a recommandé aussi l'ipéca dans le choléra dans le cas de souffrances gastriques et de vomissement, tandis que Breuning (*Wien. med. Wochenschrift*) le préconise avec enthousiasme, aussi bien dans la diarrhée cholérique que dans un développement complet de la maladie, en exceptant toutefois la forme asphyxique.

J'arrive maintenant à l'école homœopathique. Dans le choléra sporadique, Knorre recommande l'ipéca dans les diarrhées aqueuses des enfants, avec vomissements de matières vertes ou blanchâtres, coliques violentes avec inquétudes continuelles, agitations et cris (*Allg. hom. Zeitung*, t. V). — J'ai eu souvent à traiter chaque année, dit Goullon, le choléra nostras; on peut le considérer comme le degré le plus intense de la diarrhée entéro-catharale; rarement il est nécessaire d'employer d'autre remède que l'ipéca, une goutte de la teinture mère, ou de la première dilution,

Dans le choléra asiatique, l'ipéca a été employé par un assez grand nombre d'homœopathes, Peterson, Seider, Reubel, Rummel, Vehsemeyer, etc.; il résulte de leurs dires et observations, que l'ipéca n'est qu'un remède d'ordre inférieur dans le choléra, qu'il ne s'adresse qu'aux cas légers et à la cholérine. les observateurs des épidémies plus récentes ont confirmé les premiers dires : « Les symptômes de l'ipéca, dit Gerstel, démontrent qu'il ne peut être utile que dans les cas de choléra léger » (*Allg. hom. Zeitung*, t. LIII).—Je n'ai pas obtenu le moindre résultat de l'ipécacuanha dans la plupart des cas de choléra, tandis qu'ils guérissaient promptement par le veratrum. (Findeisen, *id.*, t. LX).

Même enseignement dans les traités les plus récents de pathologie. Kafka borne l'emploi de l'ipéca à la cholérine, ou à la période initiale du choléra, dans le cas de diarrhée par suite de défaut d'hygiène, lorsqu'elle revêt une forme typique, dans le cas de nausées et de vomissements occupant toute la scène, ou de nausées suivies de défaillances et de lipothymies. Jousset, dans ses excellents *Eléments de médecine pratique*, n'indique l'ipéca que dans la forme bénigne du choléra, dans la prédominance des vomissements.

En comparant les résultats auxquels sont arrivées les deux écoles, on voit au fond qu'ils sont à peu près les mêmes. Tandis que l'école allopathique a manœuvré avec les doses vomitives, les homœopathes se sont servis en général des doses réfractées, ou des première, seconde et troisième dilutions. Si les homœopathes sont arrivés aux mêmes résultats par leurs doses atténuées, c'est un argument de plus en faveur de la vérité d'action de ces doses.

Il est inutile d'ajouter que l'ipéca confirme la loi de similitude dans son application à la dysentérie et à la diarrhée, puisqu'il peut produire des affections similaires.

Hernie étranglée, iléus, constipation. C'est le chirurgien allemand Richter qui a préconisé l'ipéca dans l'étranglement herniaire. Voici ce qu'il dit à ce sujet dans son traité *ex-professo* : « L'ipécacuanha donné toutes les demi-heures à la dose d'un quart de grain est un excellent moyen dans tous les accidents spasmodiques des premières voies, et il réussit dans les cas mêmes où l'opium ne produit aucun effet. Je le préfère dans quelques cas à l'opium même, qui nuit souvent quand il ne soulage pas, tandis que l'ipéca a l'avantage sur tous les autres antispasmodiques de ne point nuire, lors même qu'il ne produit aucun effet. Je ne connais aucune circonstance qui puisse le contre-indiquer : c'est pourquoi on peut l'employer sans danger dans toute espèce d'étranglement spasmodique. »

Parmi un grand nombre d'observations où j'ai reconnu l'efficacité de cette racine, je me bornerai à 'exposition de la suivante : Un jeune seigneur exposé à de fréquentes douleurs de colique, en éprouva enfin une attaque des plus violentes. La douleur dans le commencement, errante dans le bas-ventre, se fixa enfin dans le côté droit, et était quelquefois si vive que le malade tombait en syncope. Il s'y joignit une constipation opiniâtre avec angoisse extrême, vomissement, hoquet, froid des extrémités, un pouls extrêmement petit et contracté, qui ne céda point aux différents purgatifs administrés et à 12 lavements. Après avoir prescrit en vain les demi-bains chauds, les cataplasmes émollients, le liniment volatil, les vésicatoires, les lavements adoucissants aussi bien que ceux de tabac, la saignée, le sel d'epsom, l'huile de lin, l'opium : la constipation durant sept jours, et le malade étant dans des circonstances dangereuses, je résolus d'employer l'ipécacuanha dont je m'étais servi dans une autre maladie spasmodique. J'en ordonnai toutes les demi-heures un demi-grain avec du sucre ; après en avoir pris 6 grains, le malade s'endormit tranquillement, et à son réveil il assura qu'il ne sentait plus la moindre douleur. Je prescrivis sur-le-champ un lavement qui opéra des selles abondantes. Pour nettoyer le canal intestinal des impuretés qui s'y étaient accumulées pendant la durée de la constipation, je fis prendre le soir au malade un purgatif de sel d'epsom et d'huile de lin qu'on lui donna par cuillerée pendant la nuit. Le lendemain matin, je trouvais le malade aussi mal qu'il avait été, très-agité, très-inquiet. Le purgatif n'avait rien fait ; un lavement administré sur-le-champ n'opéra pas davantage. J'eus alors recours encore à l'ipécacuanha, et au bout de quelques heures, le malade se trouva parfaitement bien, le ventre s'ouvrit ; il survint une diarrhée qui le rétablit parfaitement.

Je pourrais rapporter une infinité d'observations où ce moyen a réussi entre mes mains, ainsi que dans celles d'autres médecins, auxquels j'en ai conseillé l'usage dans la cure des hernies étranglées. Il est rarement nécessaire d'en donner plus de 4 à 8 grains de la manière indiquée pour obtenir l'effet désiré. Ordinairement il diminue sur-le-champ beaucoup le vomissement. Après que le malade en a pris quelques grains, on parvient à réduire la hernie qui était auparavant immobile. Je ne prescris qu'un quart de grain à la fois aux personnes très-sensibles (Richter, *Traité des hernies*, traduction Rougemont ; Paris, 1788, p. 88).

Fielitz, médecin allemand, a publié dans la *Bibliothèque chirurgicale de Richter*, deux observations de hernie étranglée heureusement traitée par l'ipéca. Dans le premier cas, hernie scrotale ; les accidents d'étranglement étaient intenses ; le taxis avait été employé inutilement. On administre au malade un tiers de grain tous les quarts d'heure. Au bout de 5 grains, les accidents s'apaisèrent, la hernie put être réduite, et puis le malade tomba dans une sueur profuse. Dans un second cas, la hernie était inguinale, et déjà beaucoup de remèdes avaient été administrés infructueusement. Le malade prend un demi-grain d'ipéca tous les quarts d'heure ; les accidents se calmèrent promptement, et après l'ingestion de 6 grains, la hernie rentra d'elle-même.

Quelques rares auteurs de matière médicale ont signalé ces faits, comme Carminati, Bertele, Arnemann. Peterson affirme avoir vu en temps de choléra épidémique des hernies scrotales s'étrangler dans le cas de choléra léger ; mais tout rentrait dans l'ordre sous l'influence de l'ipéca administré contre cette dernière maladie (*Ann. der hom. Klinik.*, 1830).

Nous trouvons en 1844 une dernière observation de Schulz. Il est question d'une hernie étranglée depuis trois jours chez un jeune homme de 28 ans, avec vomissements déclarés. La réduction n'avait pu être obtenue malgré les antispasmodiques, les laxatifs, les bains et les lavements, lorsqu'elle eut lieu, grâce à l'administration de quelques doses d'ipéca, un demi-grain toutes les demi-heures (*Med. Zeitung in Preussen*).

Il est fâcheux qu'on n'ait pas vérifié davantage cette application de l'ipécacuanha ; dans la pratique ordinaire, on se sert quelquefois du tartre stibié ; mais il est souvent toxique aux doses employées, désavantage qu'on n'a pas avec l'ipéca à doses réfractées. Si réellement le médicament brésilien est curateur en pareille circonstance, il viendra se placer utilement à côté de la noix vomique.

Ce qui peut confirmer cette opinion, c'est qu'il a été employé plusieurs fois utilement dans l'iléus. Le fait est noté dans plusieurs traités de matière médicale.

En 1787, observation de passion iliaque guérie par l'ipécacuanha en lavement, par Michel ; observation publiée dans le *Journal de médecine*, très-beau cas de colique de miserere. Le lavement était fait avec 3 drachmes d'ipéca, concassé et bouilli dans une décoction de canne. L'auteur publie en même temps une

observation de vomissement presque continuel, guéri
par le même procédé. C'est, à ma connaissance, le seul
médecin qui ait donné le remède en lavement : il n'est
pas besoin d'ajouter que cette voie inférieure est aussi
bonne en un sens que la voie plus communément
usitée.

Schonheyder a cité un cas d'iléus chez un cordonnier.
Il avait une colique de miserere datant de onze jours,
lorsqu'il fut appelé. Constipation opiniâtre dès le commencement, ayant résisté à de nombreux lavements, et
à de l'huile de ricin en abondance. Depuis plusieurs
jours, tout était rejeté ; les vomissements étaient
stercoraux et fort douloureux ; soif considérable, ventre
sans dureté, sans tension et sans douleur à la pression ;
ipéca, un demi-grain toutes les heures ; dès la seconde
dose, cessation des vomissements et de la soif. Toutefois
il n'y eut de selles que le lendemain, malgré la répé-
tition du médicament, guérison consécutive (*Acta hafnensia*, 1791).

On trouve dans un ouvrage de Richter l'observation
d'un étudiant pris, sans cause connue, depuis sept jours,
d'une colique de miserere : on lui avait donné beaucoup
de remèdes, et il était très-affaibli ; toutefois il n'y avait
aucun signe d'inflammation dans le canal intestinal.
Un quart de grain d'ipéca tous les quarts d'heure. A
peine eut-il pris 2 grains et demi, qu'il survint des
gargouillements et des évacuations ; vu la grande quantité de purgatifs précédemment donnés et dont l'action
se faisait sentir, on administra quelques gouttes de laudanum au malade, d'ailleurs considérablement épuisé.
Le lendemain, il était plus mal ; le ventre était tendu et
résistant ; envies fréquentes d'aller à la selle, persis-
tant malgré les lavements. On administra de nouveau
l'ipéca, qui fit disparaître les douleurs et amena des

évacuations; prompt rétablissement. (Richter, *Med. chir. Bemerkungen*, 1813).

Ajoutons que plusieurs auteurs ont recommandé l'ipéca dans le cas de constipation : Tode et Gesenius contre la constipation rebelle, Voigtel contre la constipation spasmodique. C'est le pendant de la noix vomique et de l'opium, dont les effets alternants correspondent à la diarrhée et à la constipation.

Jaunisse. L'usage d'administrer des vomitifs et des purgatifs pour combattre les humeurs peccantes dans l'ictère devait nécessairement amener à employer l'ipéca dans cette maladie. Il n'y a guère que les médecins allemands qui aient signalé cette application ; dans le siècle dernier, c'est Richter et Baldinger qui l'ont recommandée dans l'ictère spasmodique, puis Pfundel dans le *Journal de Hufeland*, t. I, et dans ce siècle, quelques auteurs de matière médicale, comme Bertele, Jahn, Voigtel, Sachs et Dulk. L'école homœopathique fait silence sur ce point, et du reste la pathogénésie de l'ipéca, à part les symptômes gastriques, n'indique rien du côté de la peau et des urines, qui soit en rapport homœopathique avec la jaunisse.

V

ACTION DE L'IPÉCA DANS LES FIÈVRES.

Dans les deux écoles, l'ipéca a été souvent employé à titre de remède intercurrent, surtout au début des fièvres continues, et exanthématiques, lors de l'apparition des symptômes gastriques. Tandis que M. Foucart(1), par exemple, recommande l'ipéca au début de la miliaire, Hartmann l'avait déjà indiqué spécialement dans le même cas. Bönninghausen indique aussi en première ligne la miliaire. Trinks recommande l'emploi de l'ipéca dans la scarlatine, lorsque l'éruption est difficile et tardive, s'accompagnant d'oppression et d'anxiété.

C'est surtout dans les fièvres intermittentes que l'ipéca a été employé avec le plus de succès et de précision ; ce que nous allons exposer un peu au long, en y ajoutant la fièvre puerpérale.

Fièvres intermittentes. Les fièvres à marche typique se compliquent souvent dès le début d'état saburral, ou de catarrhe stomacal, ce que les Allemands ont appelé aussi gastrose. De la à administrer un vomi-purgatif pour aller soi-disant attaquer le mal au foyer, il n'y avait qu'un pas, et dès l'origine, l'ipéca a été conseillé en pareille circonstance.

Le premier à ma connaissance qui en ait parlé, est Hermann, puis l'école de Stahl et Barbeyrac. Déjà en 1732, Vater publiait une dissertation *de Ipecacuanhæ*

(1) Foucart, *De la Suette miliaire.* Paris, 1854.

1732, Vater publiait une dissertation *de Ipecacuanhœ virtute febrifuga atque anti-dysenterica*, et préconisait le médicament dans les fièvres qui tirent leur origine *ex colluvie primarum viarum :* mais celui qui a surtout attiré l'attention sur l'emploi de l'ipéca dans les fièvres intermittentes, est Gianella, dont Haller nous a conservé la thèse en ses dissertations : *Caroli Gianella de admirabili ipecacuanhæ virtute in curandis febribus tum autumnalibus, tum lentis sive continuis, sive intermittentibus, sedem in primis viis habentibus.* Patavii, 1754.

L'auteur reconnaît qu'on a donné l'ipéca avant lui soit dans les fièvres continues, ou intermittentes, soit dans les fièvres putrides avec exanthèmes ; mais il revendique pour lui comme nouveauté de traiter ces fièvres uniquement par l'ipéca, suivi de l'administration de la rhubarbe, si la fièvre n'a pas cédé : il donne le premier médicament d'après la méthode brésilienne. Cette thèse est pleine d'explications sur la pathogénie des fièvres ; le seul passage à noter est le suivant : — Fatemur sancte « ac sincere nos innumerabiles curasse febres solo hujus « radicis usu, neque unquam recidivam observasse « quemadmodum frequenter evenit in illis, qui Peru- « viano cortice sanati sunt. »

Wichmann, médecin allemand, a beaucoup insisté sur le traitement des fièvres intermittentes par l'ipéca. Il s'en servait surtout chez les pauvres à raison de la cherté du quinquina : un grain toutes les trois heures associé à un scrupule de sucre ou de magnésie, le tout dans une infusion de camomille. Deux scrupules d'ipéca suffisaient pour couper la fièvre, quoiqu'il n'y eût pas d'évacuations *nec sursum, nec deorsum ;* le troisième scrupule était administré huit jours après la cessation de la fièvre. On y ajoutait au besoin une once de quinquina pour tonifier le malade. Wichmann obtint par sa méthode de nombreux succès dans les grandes épidémies de fièvres intermittentes de 1777 et 1779.

Dehaën affirme avoir réussi dans les mêmes conditions ; il cite une observation qui lui est personnelle, et y joint une autre observation de Wichmann.

Observation XVII.

Juvenis, viginti annos natus, a longo tempore, febri intermittente irregulari laborabat. Facies pallida, totum corpus jam leucophlegmaticum, parvam de recuperanda sanitate spem relinquebat. Interim omni trihorio grana duo radicis ipecacuanha cum magnesia. drachma dimidia sumenda suasi. Nullæ inde excretiones sensibiles, nullus vomitus ortus, et post quatuordecim dies febris debellata erat; per sequentes octo dies medicamenta nulla plane illi porrigebantur, juxta methodum Werlhofii, qua ad intermittentes cortice utebatur : illis vero præterlapsis, per octiduum iterum eadem methodo radix administrata est. Ut adjuvans infusum florum chamomillæ hausit æger; habent hi flores, in substantia adhibiti, vim quamdam febrifugam, raro vero solum infusum; ut itaque medelæ gloria magis ipecacuanhæ, quam chamomillæ debeatur.

Ex numerosissimis, quos Cel. Wichmannus mecum communicavit, memoratu dignissimis casibus haud infimum locum obtinet, nec memoria indignus videtur sequens. Per plures menses vir quinquaginta annorum cum febri tertiana luctatus atque modo ad remedia domestica, modo ad magis congrua, immo corticem peruvianam, confugerat; subinde recidivam passus et macie confectus cum tussicula nocturna, molimina phthisica mentiente; auxilium observatoris denique imploravit, a quo nonnihil ipecacuanhæ supra descripta ratione accepit. Atque hæc, elapsis aliquot hebdomadibus, ipsi cortici palmam præripuit, ægrotum ex imminente periculo eripiens. Unice roborandi scopo, fugata jam febre, sumpsit postea corticem.

En Angleterre, Grainger et Lind; en Allemagne, Hermann et Meyer ont apporté de nouveaux faits en faveur de cette médication. Puis à partir de cette époque quelques rares auteurs de matière médicale signalent pour mémoire les travaux de leurs devanciers. — Chez nous, dit le dictionnaire en 60 volumes, on n'a reconnu

aucune qualité particulière à l'ipécacuanha dans le traitement des fièvres intermittentes. — MM. Trousseau et
Pidoux ont oublié de copier Murray sur ce point, et
font silence sur cette question.

En 1859, Saurel, rédacteur de la *Revue thérapeutique
du Midi*, publiait presque comme une nouveauté une
observation de fièvre intermittente paludéenne rebelle
chez un jeune homme de 20 ans, fièvre ayant résisté
à la quinine, à l'arsenic et à l'apiol, et ayant guéri en
huit jours par 30 centigrammes d'ipéca administré tous
les matins ; il est à noter que la guérison s'opéra sans
nausées ni vomissements. C'est à propos de cette observation que le Dr Roux (de Cette) écrivait à la Revue du
Dr Saurel, que de tels faits étaient connus depuis longtemps de l'école hahnemannienne ; ce qui nous conduit à
exposer ses travaux dans l'espèce.

« Il est fâcheux, dit Hahnemann, qu'on n'ait pas
compris la raison pour laquelle souvent les sept quin-
zièmes, par exemple, de toutes les prétendues fièvres
intermittentes contre lesquelles le quinquina échouait,
trois demandaient, pour être guéries, la noix vomique
ou les amandes amères ; deux, l'opium ; un, une émission sanguine ; un autre enfin, l'ipécacuanha à faibles
doses (*Essai sur un nouveau principe*, 1796). Vingt ans
plus tard, le fondateur de l'homœopathie disait dans sa
Matière médicale pure : « Il est des fièvres intermittentes dont l'ipécacuanha est le remède approprié, ce
qui ressort des symptômes du médicament. Il est plus
en rapport homœopathique avec les symptômes des fièvres intermittentes que d'autres médicaments. Lors même
que le choix n'en est pas convenable, il laisse la fièvre
dans des conditions où l'arnica, et d'autres fois le kina,
ignatia ou cocculus en triomphent aisément. »

Voyons maintenant comment les indications de l'ipéca dans les fièvres d'accès ont été formulées par l'école hahnemannienne. Les observateurs ont été nombreux : je les résume.

La plupart des homœopathes ont été d'accord sur l'importance du médicament dans les fièvres intermittentes (Lobethal, Escallier, Wurmb et Caspar, etc.).

L'ipéca convient aux fièvres d'origine miasmatique, à celles qui se développent par défaut d'hygiène; chez les enfants et les jeunes gens; au début de la plupart des fièvres, en enlevant les complications gastriques; dans la forme bénigne, sans altérations profondes de la vie végétative; dans les symptômes gastriques, lorsque la fièvre se complique de vomissements biliosomuqueux; lorsqu'en dehors des symptômes gastriques, il survient des symptômes thoraciques, pression, constriction et resserrement de la poitrine avec toux spasmodique.

« L'ipécacuanha, dit Hencke, est indiqué dans les fièvres intermittentes qui se distinguent par l'absence ou le peu de soif, surtout dans la période de frisson; lorsque le froid prédomine avec irritation spéciale de la partie supérieure de la moelle épinière se traduisant par douleur occipitale, pression et tension de la nuque, dyspnée et toux spasmodique, etc.; dans les fièvres à stade de chaleur court, lorsque la chaleur est surtout extérieure avec refroidissement des extrémités, ou bien lorsqu'il existe de la chaleur à la tête et à la figure sans aucune soif; dans les fièvres où manque la sueur, lorsqu'elle est partielle, ou lorsqu'elle n'apparaît qu'au milieu de la nuit avec odeur aigre; enfin dans les fièvres où la sécrétion urinaire est notablement diminuée, avec urines rouges et troubles. En outre on constate dans l'apyrexie les symptômes suivants : figure pâle, herpès labialis,

anorexie, goût d'eau fade, salivation, sentiment de va-
cuité et de faiblesse dans l'estomac, nausées, selles diarrhéiques ; brisure de membres, sommeil inquiet, difficulté dans les idées, tristesse, etc. » (*Allg. hom. Zeitung*,
Bd. LII. 1856.)

« Ipéca est indiqué, dit Jousset, quand le froid est pré-
cédé d'une période nauséeuse avec un peu de sueurs
froides au front ; quand il n'y a pas de proportions entre
les stades ; quand pendant l'apyrexie, il y a inappétence,
nausées, vomissements et diarrhée. La dose est la
sixième ou la douzième, administrée au déclin de l'accès et le jour intercalaire, une cuillerée toutes les six
heures. » (*Loc. cit.*)

Nous avons vu précédemment, paragraphe III, que
Schneider a rattaché à sa première forme de maladie
d'ipéca la fièvre intermittente avec prédominance de
gastrose.

Si l'ipéca convient sous conditions à la fièvre intermittente, s'il est réellement typifuge, il doit être typigène en vertu de la loi de similitude. Pratiquement,
après le quinquina et l'arsenic, la racine du Brésil
tient un rang notable comme médicament des maladies
et fièvres d'accès. Il est facile de démontrer que le
quinquina est fébrigène, malgré les dénégations des
allopathes ; je l'ai démontré d'un autre côté suffisam-
ment pour l'arsenic (1) : reste à le prouver pour l'ipéca.

J'ai déjà cité Hahnemann. Schneider qui a complété
la pathogénésie de l'ipéca fait remarquer qu'un grand
nombre de symptômes apparaissent par accès et sous
le type quotidien. Les symptômes de froid en général et
de froid partiel sont fréquents dans l'ipéca. Bönninghausen, Schneider notent, sous l'influence du médicament, une fièvre composée de frissons, chaleur et sueur.

(1) *Mémoire sur l'arsenic fébrigène. Art médical*, 1863.

Bönninghausen note encore en première ligne les souffrances périodiques. Dans l'observation 1re de ce mémoire (observation Scott), on a vu des accidents à forme typique se produire très-nettement. C'est le premier fait qui ait attiré l'attention des homœopathes sur la propriété typigène de l'ipéca. Les accidents avaient surtout lieu le soir, et depuis, divers observateurs de l'école hahnemannienne ont noté pour ce médicament les exacerbations vespertines. Bönninghausen indique le soir pour rhythme de l'ipéca ; Schneider, le soir et la nuit (1). En parlant de l'action de l'ipéca sur les yeux, je citerai une observation du Dr Tamhayn où la propriété fébrigène est nettement accusée.

J'ai dit plus haut que l'ipéca comme fébrigène et par conséquent comme fébrifuge, venait se ranger à côté du quinquina et de l'arsenic : voilà trois médicaments similaires ; ils sont antagonistes en vertu même de leur similarité (2) ; il ne faut pas s'étonner, à ce point de vue, que l'école homœopathique ait reconnu à l'ipéca la faculté d'être l'antidote du quinquina, au même titre que l'arsenic. Un grand nombre d'homœopathes ont indiqué la racine du Brésil dans les abus du quinquina, ou cachexie quinique (Muhlenbein, Sodenberg, Bönninghausen, Jahr, etc.). Hahnemann a été le premier à signaler cette propriété, comme aussi il a recommandé l'ipéca dans les empoisonnements par l'opium, à la dose de 30,

---

(1) Il est remarquable de voir Sachs et Dulk, qui écrivaient leur *Dictionnaire de matière médicale* en 1833, indiquer l'ipéca contre les maladies périodiques à *accès nocturnes*, contre l'épilepsie et la diarrhée nocturnes, et aussi contre les fièvres intermittentes, surtout chez les enfants. C'est un emprunt fait à l'homœopathie, ou bien c'est la confirmation des mêmes faits par voie allopathique.

(2) Voir mes *Lectures publiques sur l'homœopathie*, où j'ai développé cette thèse, p. 43.

40 et 60 gouttes de teinture concentrée, probablement
d'après les faits cités par Murray.

Fièvre puerpérale. C'est la diathèse purulente des femmes
en couche, avec localisation principale et quelquefois uni-
que sur le péritoine, péritonite, ou métro-péritonite.
Doucet et Doublet en 1782 ont prétendu avoir obtenu
avec l'ipéca des succès remarquables dans une épidémie
de fièvre puerpérale. C'était appliquer la méthode éva-
cuante à une espèce morbide, comme depuis longtemps
on l'avait appliquée à bien d'autres maladies. Ainsi que
le constate le rapport fait à la Société royale de médecine en 1783, la méthode Doucet n'était nullement
nouvelle dans l'histoire de la fièvre puerpérale. Elle
avait été employée par nombre d'accoucheurs. Déjà
cinquante ans auparavant Gohlius recommandait l'ipéca
dans les diarrhées symptomatiques, *in diarrhæis va-
riolarum atque puerperarum.*

En 1828, Desormeaux veut répéter ces expériences à
la Maternité de Paris dans des circonstances analogues ;
il affirme des succès tout en faisant remarquer que
l'ipéca a été moins efficace dans la saison d'hiver.

« L'expérience démontre, disent MM. Trousseau et
Pidoux, que presque tous les accidents qui accompagnent l'état puerpéral sont conjurés par l'ipécacuanha et ici nous ne parlons pas d'après l'autorité
des livres, mais d'après ce que nous avons vu, d'a-
près ce que nous avons fait. Pendant cinq ans que
nous avons eu à l'Hôtel-Dieu de Paris un service de
soixante lits de femmes, où nous recevions un très-
grand nombre de femmes en couche, jamais nous
n'avons manqué d'administrer l'ipécacuanha aux femmes malades récemment accouchées, quelle que fût
d'ailleurs l'affection locale dont elles étaient atteintes,

et jamais, nous pouvons ici l'affirmer, nous n'avons vu le moindre accident résulter de cette pratique ; et au contraire, dans la plupart des cas, nous avons obtenu ou la guérison ou un notable amendement. Cette méthode que nous avions vu suivre par M. Récamier a été employée à l'Hôtel-Dieu de Paris pendant près de quarante ans par ce praticien recommandable.» (*Traité de thérapeutique.*)

Toutes ces affirmations des auteurs réunis sont singulièrement atténuées par leurs propres aveux, puisqu'ils confessent, quelques lignes plus bas, que l'ipéca n'arrête presque jamais les accidents dans l'inflammation des sinus utérins, la phlébite générale, la péritonite grave, la pneumonie très-intense, etc.; qu'il échoue le plus souvent quand l'inflammation du péritoine est un peu intense, et qu'elle a déjà plus d'un jour de durée. Il faut en dire de même des expériences de Doucet et de Doublet en 1782, puisque, entre leurs mains, le médicament n'a réussi qu'à la condition d'être administré dès le premier jour. Quelle est la valeur d'un agent médicinal qui, passé vingt-quatre heures, est impuissant à conjurer le mal? Quelle confiance pouvons-nous avoir dans tous ces résultats, où l'on a négligé la distinction des formes de ce qu'on appelle la fièvre puerpérale? D'un autre côté, ne savons-nous pas que ce médicament a été loin de réussir entre les mains de nombreux médecins qui ont voulu suivre la méthode préconisée par Doucet?

Aconitum et *arsenicum*, dit Jousset, sont, avec le sulfate de quinine, les trois médicaments principaux de la diathese purulente.

VI

Dès l'apparition de l'ipéca, on l'avait rangé, grâce à la méthode des médications génériques, parmi les astringents, au point de vue de la dysentérie; parmi les émétiques, à raison de ses propriétés vomi-purgatives; comme aussi, en se rapprochant de nos temps, on en a fait un incisif et un expectorant : classements ridicules ou insuffisants pour guider les applications thérapeutiques, et arriver à l'appropriation ou action spéciale du médicament.

On avait vu aussi réussir l'ipéca dans certaines névroses, comme l'épilepsie, l'hystérie, l'asthme convulsif, et partant on en avait fait un antispasmodique. Les succès d'Akenside, dans l'asthme nerveux, avaient surtout contribué à créditer cette propriété. Racontons ces applications diverses. Nous avons déjà parlé de l'asthme.

Dans les *Ephémérides des curieux de la nature,* décade 3, je vois, cité par Plouquet, un cas d'épilepsie où l'on a donné l'ipéca tous les jours. Il y a eu probablement guérison. Malheureusement, je ne puis le vérifier, n'ayant pas cette vieille collection sous ma main.

On a souvent traité l'épilepsie par les vomitifs, grâce aux théories humorales régnantes. Aussi, dès 1735, dans une vieille thèse de Karcher, soutenue à Strasbourg, l'ipéca figure parmi les médicaments émétiques à employer dans l'épilepsie.

Frédéric Hoffmann en avait dit tout autant. Je cite le

passage : « Quando certis periodis, vel lunæ quadris
« epilepsia recurrit, vitium et sedes mali plerumque in
« ventriculo vel potius duodeno et vicinis partibus, duc-
« tibus nempe biliariis, aut ipso pancreate quæri de-
« bet, et tum aliquot dies ante statum periodi tempus
« consultum est, clysterem injicere et vacuationem vo-
« mitu tentare, quæ accommodata sit his viis expur-
« gandis. Est autem efficacissima et securissima, quæ
« ex drachma dimidia radicis ipecacuanha recenter pul-
« verisatæ, in decocto passularum soluta conficitur. Post-
« ea subjuncta hisce specifica longe præstantioris erunt
« operationis. » (*Opera*, t. III, p. 15.)

Gohl, déjà cité, rapporte le fait suivant : « Epileptico
« militi post accessionem conatibus ad vomitum correpto
« dedi ipecacuanham cum summa euphoria. » A-t-il
guéri l'épilepsie, ou plutôt les nausées symptomatiques?
C'est ce que l'auteur aurait dû dire. Richter a aussi préconisé l'ipéca contre l'épilepsie, en affirmant ne connaître aucun remède aussi puissant pour prévenir les
accès, lorsqu'on le donne une heure avant. Dans l'épilepsie nocturne, il administrait une dose d'ipéca avant
le coucher. Tissot a consigné plusieurs cures dues au
vomissement.

Nous avons nous-même expérimenté , dit M. Dela-
siauve, les vomitifs avec quelque profit et sans aucun
danger. D'autres, plus heureux encore, avouent en avoir
obtenu des effets curatifs remarquables. Ainsi, le Dr Fer-
rara, et après lui le Dr Gaetano Allegretti, ont guéri,
celui-ci trois épileptiques, et le premier deux, au moyen
de l'ipéca à dose modérée. Dans un des cas du Dr Fer-
rara, le malade était soupçonné d'affections véné-
riennes. Avant d'administrer les mercuriaux, M. Fer-
rara crut devoir prescrire un vomitif. Une attaque

survenue pendant l'opération du remède avorta : ce fut une révélation, et l'ipéca ayant été continué, les accès, successivement plus rares et plus faibles, cédèrent complétement au bout d'une année. Chez un autre malade, âgé de 4 ans, l'épilepsie était congénitale. Quant aux cures du Dr Allegretti, elles résultent de quatre essais, dont trois auraient réussi (*Traité de l'épilepsie*, 1854).

Nous avons vu plus haut Sachs et Dulk recommander l'ipéca contre l'épilepsie nocturne. Voici quelques documents empruntés à l'école homœopathique.

L'ipéca, dit Rummel, est en rapport singulier avec les muscles volontaires. Dans toute espèce de convulsions, chez les enfants, convulsions toniques et surtout cloniques, depuis les convulsions de la face, des yeux ou du pouce, jusqu'aux convulsions épileptiques les plus terribles, j'ai vu l'ipéca agir remarquablement, surtout dans le cas de nausées, et même sans cela, et je le préfère même dans ce cas à *ignatia* et à *chamomilla*, parce qu'il est d'un secours plus prompt, si toutefois les autres symptômes ne concordent pas avec les deux derniers remèdes.

Tietzer, auteur d'un bon article sur le traitement de l'épilepsie, conseille, chez les enfants, l'ipéca dans l'épilepsie secondaire, lorsqu'elle a son point de départ dans le pneumogastrique. Les états gastriques qui en résultent sont peu intenses et de courte durée, de sorte que l'ensemble de l'organisme en est peu affecté. Je traduis ici mot à mot l'auteur allemand, ce qui ne le rend pas plus clair. D'après lui, l'ipéca agit d'autant mieux en cette circonstance qu'il est appliqué plus promptement (*Allg. hom. Zeitung*, Bd. LI, 1855). Bönninghausen donne, pour caractéristique du premier ordre, l'épilepsie avec roideur des membres et des mouvements convulsifs.

S'inspirant des propriétés antipasmodiques de l'ipéca dans l'asthme (Akenside), dans l'hystérie (Michaelis), dans la coqueluche (Colombier), Plenk voulut l'essayer dans l'éclampsie. Déjà en le donnant une première fois à une éclamptique pour combattre les impuretés bilieuses, il avait vu céder promptement les convulsions. C'est à ce sujet qu'il publia un mémoire en 1787 sur les convulsions des femmes enceintes, dans les Actes de l'Académie Joséphine de Vienne. Il cite quelques observations à l'appui, où le médicament paraît avoir réussi.

Le vieux Chomel dit avoir vu des paralysies survenues dans les extrémités inférieures à la suite de convulsions, guéries par un long usage de vin d'Espagne fait avec une demi-once d'ipécacuanha infusé et pris à la dose d'une cuillerée tous les matins à jeun.

Jousset recommande l'ipéca dans l'éclampsie, et voici une observation de Rummel dans un cas de convulsion chez un enfant; elle ne manque pas d'intérêt.

OBSERVATION XVIII.

Je suis appelé en toute hâte, à huit heures du matin, pour voir un enfant âgé de 4 à 5 ans, qui, depuis une heure et demie, avait une attaque d'éclampsie avec convulsions de tout le côté gauche des plus effrayantes. — Il n'y avait rien d'étonnant à ce que l'enfant fût complétement remis au bout de quelques heures ; mais ce qu'il y eut de remarquable en cette occasion, c'est que l'enfant présenta, vers les neuf heures et demie, l'image la plus parfaite de l'agonie, et cependant guérit. Il survint de la paralysie du côté convulsé ; les yeux étaient fixes et tournés à droite ; pupilles fortement dilatées avec insensibilité complète ; les paupières s'ouvraient et se fermaient fréquemment et tranquillement, comme il arrive souvent quelque temps avant la mort par les convulsions. De temps en temps on voyait de légères contractions à la commissure droite de la bouche ; quelquefois le malade exécutait des mouvements irréguliers avec le bras et la main du côté droit, comme dans le délire typhoïde. Le pouls continuait à être fréquent, mais faible ; il y avait du râle trachéal, comme dans la paralysie du poumon, à peine

interrompu une seule fois par un léger effort de toux. Il sortit à un
moment de la bouche un mucus brunâtre, qui tenait à une accumulation de ce liquide dans les bronches; la respiration était inégale;
respirations brèves, suivies d'une respiration lente et suspirieuse,
comme si ce devait être la dernière. La peau était chaude, mais l'oreille
droite était froide. — Mes confrères et moi, nous avions préparé les
parents au coup qui allait les frapper. Toutefois, je ne me retirai point,
et, plutôt comme essai que dans l'espérance d'un résultat certain,
je glissai entre les lèvres du petit malade un globule d'ipéca, 30.
— Je retournai chez moi vers dix heures, et, lorsque je revins une
heure après, le malade avait repris toute sa connaissance; respiration
tranquille, pouls normal; il ne se plaignait que d'un peu de vide dans
la tête. Dans l'après-midi, il se trouvait entièrement guéri. (*Allg. hom.
Zeitung*, Bd. XLVI.)

On a aussi employé l'ipéca dans le tétanos et dans le
trismus. Cette application paraît importante, puisque
Schneider, se basant sur la physiologie, fait du tétanos
sa sixième et dernière forme des maladies d'ipéca. —
Déjà Hahnemann l'avait indiqué dans quelques formes
de cette affection, en se fondant sur plusieurs symptômes
tétaniques de sa pathogénésie.

Avant lui, Latham, dans *Medical Transactions*, t. IV,
avait cité des cas de tétanos guéri par ipéca à doses larges
et répétées. — Ackermann (1797) et Vogel (1805) ont
publié aussi des observations de trismus guéri par ce
médicament.

En 1778, Michaëlis, dans sa monographie *de Angina
polyposa*, a chanté merveille de l'ipéca dans l'hystérie.
Il le considère, en ce cas, comme un des premiers antispasmodiques, préférable à l'opium. Dehaën a cité de lui
deux observations : l'une de cardialgie, et l'autre de
toux hystérique. — Henning (1789) l'a recommandé
aussi dans l'hystérie, puis nombre d'auteurs de traités
de matière médicale ont répété la même chose.

L'ipéca, dit l'homœopathe Rummel, est un remède

de l'hystérie ; on peut en attendre, plus souvent que de tout autre, une action favorable évidente. — Attomyr a cité, dans les Archives allemandes d'homœopathie, un cas d'hystérie durant depuis plusieurs jours avec des attaques répétées, guéri par une seule dose d'ipéca. Il est à regretter qu'il n'y ait pas un plus grand nombre d'observations sur cette application, qui paraît devoir être sérieuse.

Grand nombre d'auteurs de matière médicale ont recommandé l'ipéca d'une manière générale dans les maladies convulsives : comme Carminati, Mellin, Gesenius, Bertele, Jahn, Voigtel et Vogt ; c'est là un fait important, soit que ces auteurs aient vu par eux-mêmes, soit qu'ils aient eu connaissance de faits à l'appui. Du reste, en considérant l'ipéca d'une manière générale dans son action physiologique, on ne peut qu'approuver ce que dit Schneider à ce sujet. — Ce qui saute aux yeux dans l'ensemble des symptômes de l'ipéca, dit le médecin allemand, c'est un hyperéréthisme spécial de la moelle épinière, et surtout de sa partie supérieure. L'état douloureux et la pression tensive de l'occiput et de la nuque indiquent évidemment la partie principalement affectée ; la toux convulsive et étouffante, le chatouillement et la contraction du larynx, l'asthme spasmodique, les phénomènes tétaniques et les palpitations en sont les signes. D'un autre côté, il existe un hyperéréthisme du système ganglionnaire du ventre et de la poitrine, qui se révèle par des sécrétions abondantes des muqueuses de l'estomac, dès intestins et des bronches, et par des hémorrhagies des diverses ouvertures du corps.

VII

ACTION DE L'IPÉCA SUR LES YEUX.

Au point de vue physiologique, cette action est remarquable : en voici les preuves.

Dès l'introduction du médicament en Europe, on s'était aperçu des accidents que les pileurs d'ipéca éprouvaient sur les yeux ; ce qui faisait dire à Geoffroy, en résumant des faits déjà connus, que sous l'influence de la pulvérisation, on voyait souvent, entré autres accidents, la tuméfaction et l'inflammation des organes de la vue. James parle aussi de leur enflure.

Dans l'observation Ire de ce mémoire, les yeux étaient rouges et un peu enflammés (Scott). — Dans l'observation III, les yeux sont injectés (Bullock). — Même fait dans une autre observation qui m'a été donnée par un élève en pharmacie. — Dans l'observation du Dr Rosenthal, regard fixe.

Hahnemann a cité dans sa pathogénésie Geoffroi et Scott, plus Langhamner, qui relate dans un mémoire, comme effet physiologique, la dilatation de la pupille et l'accumulation de chassie dans les angles externes. Le seul symptôme que donne Hahnemann, de son côté, est la dilatation de la pupille.

Trousseau a cité les expériences physiologiques de Bretonneau, d'après lesquelles une pincée de poudre d'ipécacuanha, insufflée dans l'œil d'un chien, donne lieu à une phlegmasie oculaire tellement intense que la cornée est quelquefois perforée.

L'observation la plus importante est celle que le Dr Tamhayn a publiée dans *Journal für Pharmakodynamik, Toxicologie und Therapie.* Halle, 1857. Elle a été traduite dans *l'Art médical,* t. VI, p. 205. Je la reproduis ici : elle est, à elle seule, toute une pathogénésie dans le département oculaire.

OBSERVATION XIX.

Le 20 juin de l'année dernière, je fus, dit le Dr T....., de grand matin, prié de visiter le plus tôt possible le nommé B....., pileur de l'une des pharmacies de la ville ; le patient avait tout à coup perdu la vue et ressentait d'horribles douleurs dans les yeux.

Le malade est un homme de 30 ans, d'une assez forte constitution ; il a satisfait au service militaire, et, sauf une fièvre intermittente qui, en 1851, l'a tourmenté pendant treize semaines, il n'a jamais été sérieusement malade. A mon arrivée, je le trouvai étendu sur un sopha, jetant les hauts cris, à cause des douleurs et parce qu'il n'y voyait plus. Il me raconta qu'il s'était couché la veille bien portant, qu'il avait bien dormi jusqu'à trois heures du matin ; il fut alors réveillé par d'affreuses douleurs dans les yeux, plus fortes dans le droit, plus faibles dans le gauche. Il ne put se rendormir, l'oreiller était trempé de larmes qui coulaient sans cesse et avec abondance ; quand le jour parut, il s'aperçut avec frayeur qu'il n'y voyait plus. Cet état resta le même jusqu'à mon arrivée.

État actuel. Les traits du visage expriment la douleur. Les yeux sont fermés, les paupières légèrement gonflées, surtout à droite. Le patient se plaint de vives douleurs déchirantes qui occupent *surtout l'œil droit* et s'irradient à peine sur le front. Lorsqu'on écarte la paupière droite, légèrement tuméfiée, il s'échappe un flot abondant de larmes. La conjonctive oculaire est circulairement injectée en rose et infiltrée ; il en est de même de la conjonctive palpébrale, mais à un degré moindre ; la tunique vaginale est tuméfiée ; la cornée est terne et infiltrée ; en y regardant de plus près, on y remarque une foule de petites places épaissies, comme si en ces points les tissus plus intimement unis les uns aux autres, n'avaient pu être atteints par la sérosité. L'iris me parut terne et ramolli ; la pupille, contractée, réagissait peu ou point, mais elle était d'un noir pur et sans aucune trace d'obstacle à la lumière ; la vue était tout à fait éteinte. L'œil gauche présentait les mêmes symptômes, mais en un bien moindre degré; la vue était peu affectée, ici les lésions paraissaient tout à fait secondaires. Au début, le patient avait souffert de frissons suivis de chaleur, et enfin de sueurs après que les douleurs eurent sévi pendant quelque temps. — Aucuns troubles dans les autres organes.

Diagnostic. Toutes les circonstances indiquaient qu'il s'agissait ici d'une névralgie; je n'ai pas besoin de motiver ce diagnostic; mais il importait d'en découvrir la cause. Le patient avait pilé la veille de l'ipécacuanha; mais j'avoue que je n'étais aucunement porté à établir un rapport entre.ce fait et la maladie; les phénomènes produits par la poussière étaient, dans les cas que je connais, tout autres. Il n'y avait ici ni nausées, ni vomituritions, ni souffrances asthmatiques, etc.; l'injection de la conjonctive pouvait très-bien être considérée comme un symptôme concomitant de la névralgie; bref, tout en notant ce fait, je ne le considérai pas comme cause déterminante de la maladie.

Le patient niait l'action d'un courant. d'air, d'un refroidissement subit, ou de toute autre cause accidentelle; et comme à cette époque la fièvre intermittente régnait dans la ville, et que notamment plusieurs cas de névralgie intermittente s'étaient présentés dans la pratique, l'absence de tout agent extérieur déterminé, la présence de trois stades de frissons, de chaleur et de sueur, me firent considérer cette maladie comme le premier accès d'une fièvre larvée.

J'aurais dû, pour préciser mon diagnostic, attendre un second accès, mais les cruelles souffrances du malade et son anxiété à propos de la perte de sa vue me déterminèrent à écarter ce scrupule scientifique et à agir énergiquement. Je prescrivis un pédiluve sinapisé, un vésicatoire à la nuque, des frictions d'onguent nap. cin. avec extr. bell. sur la région sourcilière, et un purgatif de calomel et de jalap.

Je vis le malade de deux heures en deux heures; les symptômes diminuèrent graduellement; les douleurs s'apaisèrent d'abord, puis la vue revint; avant midi le malade pouvait voir et compter les doigts que je lui présentais devant son œil droit; dans l'après-midi il reconnaissait les aiguilles d'une pendule voisine; le gonflement, la rougeur persistèrent plus longtemps. Le soir, l'état était supportable. — *Pulv. doweri.* Le malade dort bien. Le matin suivant *chinin. hydrochlorat.* 10 centigr. avec *extr. gentian. rubr.* à prendre dans la journée. La guérison marche bien; le 24 juin elle est complète.

Environ huit semaines après, je fus réveillé pour la même cause, les mêmes phénomènes avaient reparu seulement, cette fois, c'était l'œil *gauche* qui était le plus vivement affecté, et, de plus, il y avait nausées et vomituritions. Le malade s'était appliqué un vésicatoire à la nuque; il ne pouvait, du reste, assigner aucune cause à son mal; il avait, la veille, pilé de l'ipéca et s'était mis au lit bien portant. Cette fois l'ipéca me parut mériter une attention plus sérieuse et je fis des recherches plus précises. Le patient n'avait, avant le 19 juin, pilé de l'ipéca qu'une seule fois, c'était au commencement de janvier de la même année; avant l'ipéca il avait pilé du sucre. Il se rappela qu'il avait été pris alors des mêmes accidents, ils avaient particulièrement sévi sur l'œil droit; on les attribua à un corps étranger; dans cette hypothèse, on y introduisit des yeux d'écrevisse, qui aggravèrent les accidents. Comme traitement ultérieur, on appliqua des sangsues. Il pila, comme nous l'avons vu, pour la deuxième fois, de l'ipéca, le 19 juin; il avait immédiatement auparavant pilé de l'écorce de quinquina; enfin cette dernière fois, le 16 août, avant l'ipéca, il avait pilé de la racine althæa. Chaque soir le malade s'était couché bien portant; il avait été éveillé la nuit par de violentes douleurs, avait trouvé son oreiller trempé de larmes, et vu se développer les symptômes indiqués. — Quoique cette troisième atteinte ne pût me convaincre que j'avais affaire à une propriété particulière à l'ipéca, elle ébranla cependant ma confiance dans la justesse de mon précédent diagnostic, et je résolus de ne pas administrer de quinine. A cause de la turgescence vers les voies supérieures, le patient reçut un émétique, on lui recommanda un repos absolu; les symptômes diminuèrent régulièrement et sans trouble, et, dès lors, il reprenait son travail.

J'attendais avec grande impatience l'occasion de faire une quatrième observation, car M. le pharmacien Pabs m'avait, avec sa gracieuseté habituelle, promis de faire encore une fois piler de l'ipéca à B..., pour nous procurer une certitude complète. Je dus attendre longtemps, car ce ne fut que le 2 mars de cette année que je vis arriver de grand matin B... avec un bandeau sur l'œil droit. La veille, à midi, il était venu m'avertir qu'il venait de piler du carbonate de potasse, et qu'il allait se mettre après l'ipéca; les deux yeux étaient sains et ne présentaient la trace d'aucune lésion. Cette fois je pouvais suivre avec précision la marche de l'affection. Ce patient dit qu'une demi-heure après avoir pilé il ressentit dans les yeux une faible douleur cuisante et pressive; le soir il ne put pas lire, parce que la lumière l'aveuglait; il vit cinq ou six fois des flammes devant ses yeux pendant que les douleurs augmentaient. On s'explique que le malade n'ait pas remarqué les autres fois ces symptômes, par cette circonstance que cette fois, dans son propre intérêt, il était devenu plus attentif. La conjonctive commença à rougir, mais le gonflement était à peine sensible. Il se mit au lit à l'heure habituelle et dormit paisiblement jusqu'à 2 heures; il fut alors éveillé par de violen-tes douleurs et trouva son oreiller trempé de larmes. A 3 heures, il ne put plus rester au lit. C'était l'œil droit qui était le plus affecté, il ne voyait pas de cet œil; de l'œil gauche il voyait souvent des anneaux de feu présentant les couleurs de l'arc-en-ciel; la douleur était continuelle et fut momentanément aggravée par une lumière vive. Les autres symptô-mes étaient ceux qui ont été précédemment décrits. Pour paraître faire quelque chose, on fit des frictions avec *onguent nap. et extr. de bell.* (C'est bien en effet quelque chose ! *Red.*) La maladie marcha comme d'habi-tude; le 6 mars, le malade, martyr de la science, était guéri, on ne lui donna plus d'ipéca à piler.

Sans être partisan du précepte *post hoc, ergo propter hoc,* il est difficile de se défendre d'admettre que la névralgie observée reconnaissait pour cause une action de la poussière d'ipéca. Du sucre, de l'écorce de quin-quina, du carbonate de potasse, de la racine d'althæa ont été, dans les divers cas, pilés avant l'ipéca; mais on ne peut les soupçonner, car on les a souvent pulvérisés sans aucun inconvénient. Après avoir, au con-traire, pilé de l'ipéca, il fut, dans les quatre cas, pris des mêmes symp-tômes qui apparurent la nuit presque à la même heure. Il faudrait main-tenant se demander si l'ipéca a agi seulement par contact sur la surface de l'œil, ou s'il faut penser à une action provenant de l'estomac ou des poumons; je ne vois pas pour quelle raison on pourrait admettre cette voie détournée. Bullock (*London medic. Gaz.,* vol. XIX, p. 711) a observé de la rougeur des yeux en même temps qu'une dyspnée intense une toux convulsive et une sensation de constriction de poitrine, etc. Toutefois, dans notre cas, on devra admettre une résorption dans la conjonctive de la poudre d'ipéca, qui, peut-être semblable en cela à l'atropine, agissait peut-être par l'humeur aqueuse sur les rameaux sen-sibles des nerfs. Seulement, il n'est pas facile d'expliquer l'intensité différente d'action sur les deux yeux, car l'œil droit a été atteint parti-culièrement deux fois et l'œil gauche une seule fois. — Quoi qu'il en soit, je laisse l'explication scientifique aux savants; je me contente de constater le fait.

Nous ne nous considérons pas comme un savant; nous désirons ce-pendant émettre notre opinion à ce sujet, en faisant abstraction des symptômes de fièvre intermittente qui, ainsi que l'établissent les expé-riences physiologiques et cliniques, appartiennent à l'ipéca. Cette affec-tion particulière de l'œil doit être attribuée à une action spécifique de cette substance. Aussi nous nous permettons de reproduire les symptômes fournis par cette observation pour compléter notre matière médicale.

— Frisson suivi de chaleur et ensuite de sueur ; — les traits du visage expriment la souffrance ; — paupières fermées, légèrement gonflées, particulièrement la droite ; — douleur cuisante, pressive dans les yeux ; — douleurs déchirantes, en particulier dans l'œil droit ; elles rayonnent quelquefois vers le front ; — la douleur est aggravée par une lumière vive, elle le chasse du lit ; — en ouvrant la paupière droite, il voit un flot de larmes ; — le larmoiement est si fort qu'il traverse l'oreiller ; — la conjonctive oculaire est circulairement injectée en rouge et infiltrée, la conjonctive palpébrale l'est moins ; — la tunique vaginale est gonflée ; — la cornée, terne, comme infiltrée, présente de petits points épaissis ; — iris terne et amolli ; — pupille contractée, réagissant peu ou point ; — une bougie aveugle ; la lumière paraît dédoublée en cinq ou six ; — anneaux rouges et irisés dans les yeux ; — perte complète de la vue ; — l'affection se manifeste plus souvent à droite qu'à gauche.

Tels sont les faits physiologiques qui démontrent l'action élective de l'ipéca sur les yeux.

Voici un *a priori* qui est fécond en applications thérapeutiques ; mais malheureusement il a été fait fort peu d'expériences de ce côté. En dehors de l'école homœopathique, Bertele (1805), auteur allemand d'un traité de matière médicale, indique la cataracte noire, c'est-à-dire l'amaurose, comme pouvant être traitée heureusement par l'ipéca ; il en est de même d'Arnemann (1819). Je n'ai pu découvrir sur quelles observations ils étayaient leurs dires. Peut-être ont-ils eu en vue une observation de Michaëlis, sur l'emploi de l'ipéca dans l'amaurose, reproduite dans la *Bibliothèque chirurgicale* de Richter, que je n'ai pu vérifier.

Guidé par la belle observation pathogénétique de Tamhayn, le Dr Hermel a publié, dans *l'Art médical* (octobre 1858), l'observation suivante :

Observation XX.

Choroïdite. — Guérison par l'ipécacuanha.

Le 15 janvier 1858, Mme Leroy, âgée de 47 ans, se présente au dispensaire. Elle éprouvait, depuis six semaines, des élancements excessivement douloureux dans les globes oculaires, elle ne pouvait fixer aucun objet sans que des larmes abondantes vinssent à couler en regardant une lumière, elle voyait une auréole bleue et rouge autour de la flamme. Les yeux ne présentaient au premier aspect aucune altération : la pupille n'était ni contractée, ni dilatée, et jouissait de toute sa mobilité ; les vaisseaux de la conjonctive palpébrale étaient seuls légèrement injectés, à un degré si faible que cela ne pouvait donner la raison des plaintes de la malade ; la conjonctive oculaire, la cornée paraissaient intactes. La malade ne put attribuer à aucune cause l'apparition de ces douleurs, et nous-mêmes ne trouvâmes aucun lien qui pût les rattacher à une maladie présente ou antérieure. Sauf cet accident, elle jouissait d'une santé parfaite.

Ces symptômes avaient une analogie si frappante avec ceux qui avaient été produits par la poussière d'ipécacuanha sur un homme employé comme pileur dans une pharmacie (obs. citée plus haut) que, d'après la loi de similitude, nous résolûmes de prescrire ce médicament : *ipécacuanha* 12e, 2 globules dans 200 grammes d'eau à prendre une cuillerée à bouche trois fois par jour pendant six jours.

Le 22, elle souffrait beaucoup moins, fixait mieux les objets, et l'auréole qu'elle voyait autour des lumières était beaucoup moins apparente. Les selles, qui étaient habituellement difficiles, étaient devenues faciles. — *Ipéca* 6e dilution, 2 globules.

Le 29, l'amélioration avait fait des progrès. La malade pouvait lire et travailler dans la journée, ce qu'elle ne pouvait faire depuis longtemps ; mais, le soir, elle ne pouvait se livrer à ses occupations. Elle éprouvait encore de temps en temps quelques élancements légers dans les yeux et plutôt à gauche qu'à droite, c'est-à-dire sur l'œil qui avait été affecté le premier. Presque tous les matins, au lieu des selles difficiles d'autrefois, elle avait une selle diarrhéique. — *Ipeca* 12e dilution, 2 globules.

Nous n'avons pas revu cette malade ; mais d'après l'amélioration continue qu'elle a éprouvée et ce que nous avons appris indirectement, nous avons lieu de croire qu'elle a été guérie.

« Dans l'ophthalmie scrofuleuse, dit Jousset, lorsqu'il

y a kératite avec ulcère de la cornée ou infiltration de cet organe, *ipeca*, *apis* et *aurum muriaticum* suffisent au traitement de la maladie. Cependant, quand l'inflammation est très-aiguë, *belladona* est quelquefois nécessaire. *Ipeca* est le médicament que j'emploie le plus souvent : il est indiqué par rougeur de l'œil, douleur et photophobie excessive, douleurs dans les tempes et le front, ulcération de la cornée. J'emploie ce médicament à dose assez forte, 1re trituration au 10e, 25 centigrammes dans 200 grammes d'eau, une cuillerée toutes les deux, trois ou quatre heures. » (*Loc. cit.*)

Tels sont les documents qui existent jusqu'à cette heure sur cette question. La physiologie du médicament semble promettre beaucoup : reste à confirmer par une plus grande expérience les premiers dires de MM. Hermel et Jousset.

J'ajoute que les médecins oculistes, tant français qu'étrangers, se taisent complétement sur cette application ; et ce sera un honneur pour l'école hahnemannienne d'avoir demandé une fois de plus à la physiologie d'un médicament une application thérapeutique aussi positive que féconde, grâce à sa loi fondamentale.

Toutefois on trouve l'ipéca indiqué dans les matières médicales de Pereira et d'Œsterlen, comme vomitif dans les ophthalmies d'une manière générale, au même titre que dans un grand nombre de maladies inflammatoires au début.

VIII

Je termine ce mémoire en signalant quelques applications thérapeutiques de l'ipéca, qui appartiennent à la tradition et qui méritent d'être mises en relief ; je compléterai aussi sur quelques points ce que j'ai dit précédemment.

On n'a pas aussi fait attention à l'action du médicament sur les voies aériennes supérieures. Cependant, comme point de départ, il y a là une action physiologique remarquable.

Hahnemann a signalé dans sa pathogénésie le coryza sec et le rhume de cerveau, en y ajoutant d'après Lehmann l'éternument ; pour ce dernier symptôme, il aurait pu citer aussi Bergius. Schneider répète Hahnemann. On voit encore l'éternument continuel ou fréquent dans les observations III et IV de ce mémoire, et dans celle que j'ai citée moi-même dans le § 1. Dans l'observation IV, il y avait en outre écoulement abondant par le nez d'un mucus clair, limpide. Le Dr Massina, sujet lui-même de cette observation, se crut réellement atteint de bronchite et de coryza.

De ces quelques faits, il est permis de conclure à une action élective spéciale de l'ipéca sur la muqueuse nasale, action qui se révèle déjà par l'épistaxis, et partant, il faut en déduire une application thérapeutique positive dans le coryza. Elle a été rarement faite, quoique indiquée par quelques auteurs. Jahr, d'après la clinique, note le coryza avec obturation du nez. Pendant que

Jousset se tait sur ce point, en Allemagne Kafka le signale comme un remède précieux dans le coryza sec fébrile avec affection concomitante des bronches, toux chatouilleuse, continuelle, allant souvent jusqu'au vomissement, bleuissement des lèvres et des ongles et refroidissement des extrémités.

Bigel a donné, dans les *Archives homœopathiques* une observation de coryza chronique guéri par l'ipéca.

Du coryza je saute à la leucorrhée. En parcourant tout ce qu'on a dit dès l'origine sur l'ipéca, j'ai été frappé de le voir souvent recommandé dans cette dernière maladie. C'est d'abord Fréd. Hoffmann, puis Gohlius qui n'hésite pas à proclamer le médicament comme spécifique dans l'espèce.

Mead vantait beaucoup le vin d'ipéca dans la leucorrhée. La racine du Brésil a été aussi recommandée pour le même objet dans les *Ephémérides des curieux de la nature*, décade 3, et dans *Medic. Wochenblatt*, 1784. Linnée ne l'indique que dans les flueurs blanches et dans la dysentérie. Plus tard Desbois, Bertele et quelques rares auteurs de matière médicale ont répété leurs devanciers.

Poussé par ces diverses autorités, j'ai voulu cette année même vérifier cette propriété, et quoique mes expériments soient peu nombreux, quatre ou cinq cas environ, il m'a semblé que le médicament avait une influence assez positive sur la leucorrhée et le catarrhe utérin.

Nous avons déjà vu ses nombreuses applications dans la métrorrhagie. J'ai même voulu l'employer dans d'assez nombreux cas de blennorrhagie chez l'homme ; je n'en ai pas obtenu de résultats sérieux, quoiqu'il ait été indiqué autrefois contre la gonorrhée.

L'action de l'ipéca sur l'enveloppe extérieure a été peu étudiée. Bretonneau avait constaté que la poudre, mise en contact avec la peau dépouillée de son épiderme, suscitait une inflammation locale des plus énergiques. Plus tard, Hannay, médecin anglais, a fait des expériences pour remplacer la pommade stibiée dont les accidents sont parfois désastreux, par la pommade d'ipéca. D'après lui, au bout de trente-six heures environ, il se développe de petites papules et vésicules en fort grand nombre, irrégulières et à base d'un rouge obscur. Elles s'aplatissent bientôt pour prendre le caractère pustuleux. Beaucoup sont confluentes. La partie est chaude, et siége de démangeaisons, sans douleur. L'éruption ne reste vive que l'espace de trois jours ; les pustules se couvrent de croûtes qui tombent sans laisser de traces. Elles ne sont jamais le siége de gangrène, comme avec la pommade stibiée. L'auteur prétend avoir guéri par ce seul moyen un hydrocéphale chronique, des rétrocessions d'exanthème de la tête et une synovite chronique du genou.

Les pathogénésies de Hahnemann et de Schneider donnent aussi quelques symptômes d'éruption. Sachs et Dulk recommandent le médicament dans le cas d'impétigo.

On a reconnu également à l'ipéca des propriétés anthelminthiques. Gohlius cite à ce sujet un fait assez curieux : « Quod tæniam expellat, saltem casu observavi.
« Exhibui enim illam fæminæ epilepsiæ hystericæ ob-
« noxiæ ad evacuandum ventriculum extra paroxysmum,
« quam et egregie tulit : non multum post insidendo
« extra anum aliquid propendere percipit ; illudque ti-
« moris plena pro exeunte intestino reputat atque re-
« ponere studet, sed abrumpitur ; me desuper consul-
« tans et prædicta enarrans, edixi vermem latum

« fuisse quem potius debuisset penitus extrahere. Post
« aliquod tempus istum pulverem adhuc semel assumit,
« et exit non multum post reliqua hujus vermis portio ;
« ipsaque patiens ab hinc cæpit accessionibus convul-
« sivis libera esse, et vegetum magis reparare corpo-
« ris habitum. »

En outre, on lit dans les *Amænitates academicæ* un pas-
sage relatif à l'ipéca anthelminthiques dans la thèse de
Wickmann, *de Viola ipecacuanha*, sous la présidence de
Linnée. (Jpsaliæ, 1774.

— Vermibus infantes plerumque infestantur. Symptomata quæ hos
comitantur, gravissima non exiguam medico sollicitudinem injiciunt,
maxime si convulsiones adfuerint. Inter remedia hæc usque usitata,
quantum mihi notum est, vix efficacius et tutius est emetico ex ipeca,
per quod dolores sæpe et repente quasi cessant. Quamvis per emetica
hic morbus radicaliter non tollatur, medico tamen moram parant for-
tiora adhibendi anthelminthica. Sæpius observatum est vermes per con-
vulsionem emetico factam, ventriculum aut intestina tenuiora deserere
coactos interdum etiam *deleterio hoc ipsis veneno* debilitati, per alvum
ejectos fuisse. Vide Vogelii. *Diss. de usu ad expellendos vermes.* Got-
tingæ, 1765.

M. Coste, l'un des auteurs de la *Matière médicale in-
digène*, a avancé que l'ipécacuanha était un bon an-
thelminthique ; il a expulsé des tænias avec cette racine.
C'est probablement à son action purgative que ce succès est dû. Je crois qu'il n'a été employé par aucun
autre praticien dans la même vue ; du moins comme on
n'a rien révélé de ses résultats, il est probable qu'ils
n'ont point été suivis d'effets satisfaisants (Dict. en 60).
— Ce sont là les seuls documents que nous possédions
sur les propriétés vermifuges de l'ipéca.

Dans le paragraphe III de ce mémoire, j'ai parlé de
l'ipéca dans l'hémorrhagie nasale. Voici un nouveau

fait : « Dans un cas d'épistaxis grave, qui s'est dernièrement reproduit cinq fois en un jour chez un enfant,
nous avons administré, à titre d'hyposthénisant vasculaire, quelques doses très-fractionnées de poudre d'ipéca
suspendu dans une tisane, avec le plus heureux résultat ; ce moyen a été continué pendant deux jours. »
(Rognetta, *Annales de thérapeutique*, 1848.)

Il a été aussi question de l'ipéca dans diverses dys-
pepsies : suivant Richard Hughes, de Brighton, le médicament à la dose d'une ou de deux gouttes de teinture
mère est un excellent et innocent moyen pour ramener
l'appétit absent (*British Journal of Hom.*, 1865). Haubold
a aussi employé l'ipéca dans un cas de chlorose avec
beaucoup de succès (*Allg. hom. Zeitung*, Bd. LIX). Il est
hors de doute que vu sa pathogénésie, ce médicament
doit être un remède de cette maladie. Il y a plus de
soixante ans, Bertele l'indiquait dans la chlorose, en
même temps que dans la leucorrhée.

Je termine ce mémoire en extrayant d'une thèse allemande sur l'ipéca ce qui suit :

Quam ipecacuanha in corpus humanum exercet, vis magni omnino
momenti est, et plura, si hoc remedium ventriculo immittitur, in con-
spectum veniunt symptomata, quæ ad unum omnia satis superque tes-
tantur : ipecacuanham nervos inprimis afficere. Præ cæteris autem agere
videtur in nervum vagum et in nervum sympathicum, cum plexus gas-
trici inde plerumque mirum in modum perturbentur et hæc irritatio ad
plexus thoracicos, nec non ad nervos vasorum majorum abeat.

Debemus Hahnemanno (1), ejusque discipulis longiorem enumeratio-
nem illorum symptomatum, quæ vulgo ipecacuanhæ usum sequuntur ;
sed cum experimenta, in homœopathiæ favorem instituta, non talia
sint, ut rationali medicinæ uberiorem exhibeant fructum, eorum repe-
titione tempus terere nolui. Etenim his experimentis *non solum fides ex
parte deneganda est,* cum qui sumserunt remedia, *præconceptis opinioni-*

____

(1) *Fragmenta de viribus medic. posit.* Lipsiæ, 1805.

bus sint innixi et *difficillimæ observandi artis omnes vix fuerint gnari*, sed cum æque constitutionem et vivendi genus eorum, qui hæc experimenta ausi sint, quam *remediorum dosin et tempus, quo symptomata, inde orta, apparuerunt et evanuerunt*, ignoremus, omnia hæc experimenta ad remedii cujusdam vires eruendas vix ac ne vix quidem sufficiunt.

Ces reproches faits à Hahnemann sur l'imperfection de sa méthode expérimentale ne manquent pas de justesse : ils ont été souvent répétés depuis. Toutefois si le maître a négligé tous ces détails rigoureux, il n'en a pas moins donné le résumé ou sommaire de tous les faits qu'il a pu observer en détail. Cette énumération sèche de symptômes a-t-elle quelque valeur ? Qui oserait le nier, puisque tous les symptômes du *Fragmenta* concordent parfaitement avec tous les symptômes révélés par d'autres expériments ? On peut en dire autant d'une foule de médicaments étudiés par Hahnemann d'après sa méthode. Qu'on lise en particulier les articles *Aconit* et *Arsenic* de nos grands et nouveaux dictionnaires en voie de publication, on verra qu'ils sont au fond sur bien des points la confirmation de cette longue, sèche et ennuyeuse énumération des symptômes hahnemanniens. Que ceux qui jettent la pierre au fondateur de l'homœopathie tâchent de mieux faire, et on applaudira à leurs travaux.

Toutefois Herzog, auteur de la thèse allemande en question, après ne pas avoir voulu perdre son temps à reproduire le *Fragmenta*, se contredit lui-même par le tableau physiologique de l'ipéca qu'il donne et qui est en pleine concordance avec la pathogénésie hahnemannienne, même quant aux effets moraux du médicament.

Plenam dosin, brevi temporis spatio absoluto, emesis sequitur ; refracta autem dosis hunc ordinem symptomatum, quæ pro re nata plus minusve alternant, plerumque exhibet : oriuntnr ructus, accedit nausea, percipitur in ventriculo sensus plenitudinis et abdomen tensum est. In regione umbilicali et in hypochondriis dolores accusantur et interdum colicæ et tympanitidis adsunt vestigia. Sedes a norma parum aberrant et fæces flavo viridique colore sunt tinctæ. Organa respirationi dicata, æquæ afficiuntur. Titillatio et siccitas quædam in trachæa reperitur, tussicula auditur et interdum asthmatica quædam affectio adesse videtur. Cor palpitat et congestiones versus superiora locum habent. Caput itaque mox in malorum consensum vocatur et quædam obnubilatio, nec non gravis cephalæa non desiderantur. Cœnesthesis perturbata est, *animus deprimitur et morositas singularis* accedit. Simul horror alternat cum colore, imo sudor intrat, qui, si major redditur dosis, alicujus momenti est. Effectus ipecacuanhæ horas tantummodo explent et ad sequentem diem vix abeunt. (Herzog. *Dissert. inaug. medica. de ipecacuanha.* Lipsiæ, 1826,.

En lisant attentivement ce tableau écourté, on y trouve la confirmation des actions diverses de l'ipéca dont il a été question dans ce travail.

J'ai signalé dans ce mémoire un grand nombre d'applications de cette substance, les unes vulgaires, d'autres peu connues. Il existe beaucoup de desiderata dans l'histoire de ce médicament, surtout au point de vue physiologique. Ce n'est pas le seul exemple : nous employons tous les jours une foule de remèdes, et combien nous sommes encore peu avancés sur leur physiologie, sans parler du terrain clinique. C'est l'affaire du temps, d'augmenter peu à peu nos richesses pharmaco-dynamiques : ce travail, vu la difficulté de la matière, ne peut être que fort lent. J'ai apporté une pierre, mais l'édifice est bien loin d'être achevé.

Imbert-Gourbeyre.

Post-scriptum. La publication de ce mémoire était terminée dans l'*Art médical*, lorsque j'ai eu connaissance de la monographie du Dr Béchet sur la *méningite purulente épidémique*, Paris, 1852. — Nous devons à cet éminent confrère une page des plus intéressantes dans l'histoire de l'ipéca ; elle confirme mon travail sur plusieurs points importants : en voici une courte analyse.

Dans l'hiver de 1846-47, il se déclare à Avignon une épidémie de méningite cérébro-spinale. Tandis que l'allopathie tâtonne et expérimente au milieu d'une mortalité effrayante, l'homœopathie, grâces à sa loi fondamentale, fournit une règle sûre dans le choix des médicaments appropriés au génie de la maladie. L'étude comparée des symptômes de l'épidémie et des maladies artificielles analogues développées par certains médicaments, amène bien vite le docteur Béchet à employer l'ipéca et le jusquiame.

Il est impossible de ne pas reconnaître dans l'ipéca, dit Béchet, les phénomènes prodomiques et ceux d'invasion de la méningite cérébro-spinale ; d'un autre côté la jusquiame produit effectivement des symptômes très-analogues à ceux de la méningite confirmée.

Quels furent les résultats de cette expérimentation ? tandis que les registres officiels de l'allopathie étaient obligés d'avouer une mortalité de 72 pour cent, le Dr Béchet sur 45 malades n'en perdait que 10, 28 pour cent.

Et ce médecin distingué concluait ainsi :—l'ipécacuanha a été le médicament spécifique du génie épidémique. Je l'ai presque toujours administré en teinture mère, parce que j'ai cru reconnaître une grande analogie de gravité entre le choléra et la méningite, et une analogie d'action entre l'ipécacuanha et le camphora qui a été également très-efficace en teinture alcoolique contre le choléra.... La jusquiame a été le puissant auxiliaire de l'ipécacuanha. Les douleurs à la portion cervicale du rachis, le délire sans congestion active vers l'encéphale, sont les circonstances qui en réclamaient l'emploi.

Inspiré sans doute par les succès de M. Béchet, le Dr Martin qui vint plus tard prendre le service de l'hôpital militaire d'Avignon, abordait aussi la médication par l'ipéca. Sur 22 malades reçus en huit jours, 15 étaient guéris, 2 morts, 5 encore en danger.

On n'a qu'à relire la belle description qu'a donné Béchet de la méningite épidémique, et l'on verra combien elle est en rapport avec cette hyperesthésie spéciale de la moëlle épinière dans sa partie supérieure, forme particulière des maladies d'ipéca suivant Schneider (Voir page 94). Si le médecin allemand a formulé le premier cette indication *a priori*, au médecin d'Avignon revient l'honneur et de l'avoir devinée et de l'avoir démontrée cliniquement. Cette application mérite d'autant plus d'être mise en relief qu'elle a été passée sous silence par nos pathologistes les plus récents, Kafka et Jousset.

FIN.

PARIS. — TYP. A. PARENT, RUE MONSIEUR-LE-PRINCE, 31.